ANATOMIA EMOCIONAL

Dados Internacionais de Catalogação na Publicação (CIP)
(Câmara Brasileira do Livro, SP, Brasil)

Keleman, Stanley.
  Anatomia emocional / Stanley Keleman [tradução: Myrthes Suplicy Vieira; supervisão técnica: Regina Favre; ilustrações: Vincent Perez]. – São Paulo: Summus, 1992.

  Título original: Emotional anatomy: the structure of experience
  ISBN 978-85-323-0379-0

  1. Anatomia humana 2. Emoções 3. Movimento (Psicologia) 4. Psicobiologia 5. Psicologia fisiológica I. Título.

	CDD-152.4
	-152.3
	-155.234
	-611.0019
91-3098	NLM-QS

Índices para catálogo sistemático:

1. Anatomia humana : Aspectos psicológicos   611.0019
2. Corpo e emoções : Psicologia   152.4
3. Emoções e corpo : Psicologia   152.3
4. Movimento : Psicologia   152.3
5. Psicobiologia   155.234

Compre em lugar de fotocopiar.
Cada real que você dá por um livro recompensa seus autores
e os convida a produzir mais sobre o tema;
incentiva seus editores a encomendar, traduzir e publicar
outras obras sobre o assunto;
e paga aos livreiros por estocar e levar até você livros
para a sua informação e o seu entretenimento.
Cada real que você dá pela fotocópia não autorizada de um livro
financia o crime
e ajuda a matar a produção intelectual de seu país.

ANATOMIA EMOCIONAL

Stanley Keleman

summus editorial

Do original em língua inglesa
EMOTIONAL ANATOMY
The structure of experience
Copyright © 1985 by Stanley Keleman
Direitos desta edição reservados por Summus Editorial

Tradução: **Myrthes Suplicy Vieira**
Supervisão técnica: **Regina Favre**
Ilustrações: **Vicent Peres**

Summus Editorial
Departamento editorial
Rua Itapicuru, 613 – 7º andar
05006-000 – São Paulo – SP
Fone: (11) 3872-3322
http://www.summus.com.br
e-mail: summus@summus.com.br

Atendimento ao consumidor
Summus Editorial
Fone: (11) 3865-9890

Vendas por atacado
Fone: (11) 3873-8638
E-mail: vendas@summus.com.br

Impresso no Brasil

para Gail

agradecimentos

A John e Ana Koehne e ao Centro Dharma, de Shipman, Virgínia, minha gratidão pelo subsídio generoso que tornou possível este livro e por sua confiança em minha visão.

A Vincent Perez, de Alameda, Califórnia, que ilustrou este livro, meu respeito e admiração por seu talento excepcional e por sua habilidade em dar forma artística a meus desenhos e idéias originais.

A Gene Hendrix, Ph.D. de Berkeley, Califórnia, minha gratidão especial por se juntar a mim para dar forma a este livro, por suas contribuições originais para sua organização e temas, sua consultoria talentosa, seu excelente trabalho de editor e pelos muitos sacrifícios.

sumário

Apresentação — 9

Introdução — 11

1. Criação — 15
   Das células aos tubos
   A bomba pulsátil
   Da motilidade ao movimento

2. O projeto do corpo — 41
   Músculos
   Ossos
   A árvore sanguínea
   Respiração
   O cérebro e o sistema nervoso
   A camada invisível
   Anatomia como auto-identidade

3. Agressões à forma — 75
   Postura ereta e agressão
   Agressões, susto e estresse
   O corpo da experiência de
   estresse
   Estresse e expressão emocional

4. Padrões de distresse somático — 117
   Estruturas overbound e
   underbound
   A estrutura rígida
   A estrutura densa
   A estrutura inchada
   A estrutura em colapso
   Comparações estruturais

5. Realidade somática — 163

6. Interações somáticas — 171

''Sabe, eu acredito nas formas. Acredito que tudo que é bom tem uma forma. As formas revelam quem somos e onde estamos em nosso universo. Mostre-me as formas e os formatos que um homem dá à sua vida e lhe direi se ele é dono ou vítima dessa vida.''

Gail Godwin
Glass people

apresentação

O interesse de Stanley Keleman pelo corpo inicia com o atletismo na juventude e prossegue com sua formação no Chiropratic Institute de Nova York, onde se graduou em 1954. Em sua prática clínica, começa a observar a relação entre conflito emocional, movimento de órgão e distorção de postura corporal. Seguindo seu interesse, inicia um programa de treinamento e pesquisa no domínio da vida do corpo.

Torna-se membro, em 1957, do Instituto de Análise Bioenergética de Alexander Lowen, onde foi *trainer* até 1970.

Estudou no Instituto Alfred Adler e seu pensamento foi profundamente afetado pelas idéias sobre inferioridade de órgão, a força da vontade e o papel da sociedade no desenvolvimento da personalidade. Essa educação se equilibra com as abordagens caracterológicas de Freud, Reich e Lowen.

Nessa mesma época, Keleman inicia uma tutoragem pessoal com Nina Bull, do Physicians and Surgeons Hospital, da Universidade de Columbia, a autora de *Attitude Theory of Emotions*. Uniu-se a ela num projeto de pesquisa que resultou no livro *Body and its mind*. O treinamento neurológico com Bull, mais a filosofia social de Adler, dão as coordenadas para o modelo somático neurológico Keleman.

Keleman, aprofundando a compreensão das tipologias caracterológicas, alarga o conceito de couraça caracterológica e vai além da idéia de potência orgástica como o objetivo da psicoterapia baseada no corpo.

Desde as primeiras *bioenergetic classes* vivencia e estuda padrões de movimento, sentimento e excitação, bem como forma somática.

Sua procura leva-o à Europa, onde estuda Dasein Analysis, em Zurich, com Dori Gutscher, na Escola de Medard Boss.

Sai da ênfase sexual e social para uma perspectiva filosófica diferente, uma psicologia mais orientada para o fenomenológico e o existencial.

Na Alemanha associa-se a Karlfried Von Durckheim, no Centro de Estudos Religiosos. Durckheim lhe oferece uma psicologia do religioso e do profundo, que vê a forma humana como revelando a relação com o divino. Esses estudos levam a experiências emocionais centrais que confirmam seus conceitos sobre o corpo como centro do *self*. Eles oferecem sementes para o que será sua psicologia formativa e seu método somático-emocional.

De volta aos Estados Unidos, em 1967, vai para a Califórnia e, como interno do Esalen Institute, expõe-se à psicologia humanística, vanguarda da psicologia da época. Lá, numa atmosfera de revolução cultural, estabelece sua própria prática bioenergética, trabalhando com conflitos emocionais e corporais. A interação com muitos dos líderes do movimento humanístico, Carl Rogers, Fritz Perls, Virgínia Satir, Allan Watts e outros, dá forma às suas idéias. Encontra Joseph Campbell, o mitologista, e inicia uma associação de quinze anos, na qual desenvolvem conexões entre mito e corpo.

Keleman dirige o Center for Energetic Studies em Berkeley, Califórnia, desde 1972, onde mantém seu trabalho clínico e desenvolve programas para profissionais americanos e internacionais. Sua psicologia formativa e metodologia somático-emocional repousa solidamente em bases anatômicas e fisiológicas, bem como em uma compreensão psicológica e mitológica. Seu trabalho hoje poderia ser chamado de filosofia clínica. Em seus livros e artigos, Keleman continua a explorar essas idéias.

Sobre o livro *Anatomia Emocional*, em particular, queremos chamar a atenção para a abordagem contemplativa, fenomenológica da anatomia ocidental. Keleman nos oferece abertura para um outro sentir: o corpo sede de toda a experiência e a (trans)forma do organismo como uma estratégia da pulsação vital face à existência. A compreensão do organismo, não do ponto de vista dos órgãos, mas da organização dos tecidos segundo sua origem embriológica, permite pensá-los como uma forma cuja função permanentemente construtora de forma, contém, mantém, intensifica e desintensifica a pulsação vital. Sua visão foca o diálogo entre os diferentes registros de experiências: o pulsátil, o gravitacional, o aéreo, o emocional, o afetivo, o mental, que geram as infinitas modulações e tonalidades do sentimento de estar vivo.

Anatomia Emocional ilustra e pensa, pela primeira vez, um corpo que não é o corpo da vegetoterapia, nem o corpo simbólico, nem a imagem corporal, nem o corpo das anatomias orientais, mas uma arquitetura tissular, geneticamente programada, finita, em permanente construção e desconstrução, pulsando segundo afetos, como tubos dentro de tubos, com suas câmaras e válvulas, sempre em busca de mais vida, inflando, esvaziando, adensando ou enrijecendo de acordo com seu grau de tolerância aos ritmos da excitação gerada pelas experiências de amor ou decepção, medo ou agressão, agonia ou prazer.

Regina Favre
SETEMBRO/91

introdução

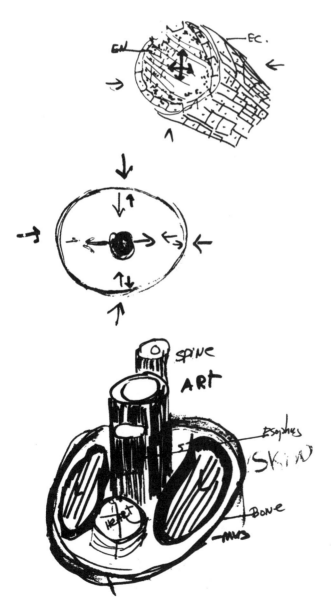

A vida produz formas. Essas formas são parte de um processo de organização que dá corpo às emoções, pensamentos e experiências, fornecendo-lhes uma estrutura. Essa estrutura, por sua vez, ordena os eventos da existência. As formas evidenciam o processo de uma história protoplasmática que caminha para uma forma pessoal humana — concepção, desenvolvimento embriológico e estruturas da infância, adolescência e vida adulta. Moléculas, células, organismos, grupos e colônias são as formas iniciais do movimento da vida. Mais tarde, a forma da pessoa será moldada pelas experiências internas e externas de nascimento, crescimento, diferenciação, relacionamentos, acasalamento, reprodução, trabalho, resolução de problemas e morte. Ao longo de todo esse processo, a forma é impressa pelos desafios e tensões da existência. A forma humana é marcada pelo amor e pelas decepções.

Este livro é uma introdução visual às formas da existência humana, às imagens e camadas da vida. Do ponto de vista do processo, a vida é uma sucessão de formas, que se movem mais ou menos como num filme. Quando o movimento diminui, podemos perceber as mudanças que acontecem em uma postura emocional de um momento para o outro. Se pudéssemos fotografar nossa vida e projetá-la quadro por quadro, perceberíamos que somos seqüências móveis de formas emocionais variadas. Uma implosão de células organiza um feto; depois, ele se molda numa criança; e, finalmente, num

Anatomia Emocional

adulto. Essa jornada do ovo fertilizado organiza subdivisões, compartimentos, passagens e labirintos, que contêm fluidos eletrificados. À medida que dialogamos com as formas que nos cercam — primeiro, com o útero; depois, com nossa mãe; e, em seguida, com muitas outras — constituímos os estratos das formas emocionais. Essa geometria da consciência somática encontra expressão visual nas figuras que se seguem.

Durante os últimos trinta anos, pesquisando as emoções e o soma, compreendi o que Freud afirmou de forma tão eloqüente — anatomia é destino. O processo anatômico constitui uma sabedoria profunda e poderosa, que dá origem a imagens internas de sentimentos. As formas externas do corpo e as formas internas dos órgãos nos falam da motilidade celular, da organização e do movimento da psique e da alma. Os sentimentos gerados por essas formas constituem o fundamento dos programas cerebrais, da consciência, de nosso modo de pensar e sentir. Os sentimentos são a cola que nos mantém inteiros e se baseiam na anatomia. Este livro reproduz de maneira visual os arquétipos de nossa vida interna e externa e mostra a dança essencial da excitação e da emoção como forma de experiência. A partir dessas formas somáticas conhecemos a história genética, social e pessoal.

Anatomia emocional significa camadas de pele e músculos, mais músculos, órgãos, mais órgãos, ossos, e a invisível camada de hormônios, bem como a organização da experiência. Estudos anatômicos tendem a utilizar imagens bidimensionais, ficando assim perdido o elemento mais importante: a vida emocional. Ao mesmo tempo, falta à psicologia, comprometida com o estudo das emoções, a compreensão anatômica. Sem anatomia, não há emoções. Os sentimentos têm uma arquitetura somática.

Ao analisar a anatomia emocional, convém evitar conceitos baseados no que é "normal" ou ideal. Não há uma estrutura ideal para os seres humanos. A preocupação primordial do indivíduo deveria ser como usar a si mesmo para funcionar. Todos os seres humanos ficam eretos, mas a individualidade se fundamenta na variedade de formas e posturas que assumem. Portanto, as figuras e as histórias deste livro ilustram a estrutura da experiência individual.

Este livro está organizado como os seres humanos, ou seja, em camadas. Há seis partes relativas ao drama da existência. O Capítulo Um — *Criação* — introduz o processo organizacional, a embriologia, a criação de um espaço interno, a formação de camadas e as relações internas. Tubos e passagens se organizam desde a vida líquida e montam o cenário para a consciência viva. No Capítulo Dois — *O projeto do corpo* —, o projeto da criação se realiza na forma adulta humana. Os tecidos se dividem de acordo com suas funções, formando camadas que nos conectam, nos movem e nos informam. A partir dessas camadas, desenvolve-se a base do saber emocional. O Capítulo Três — *Agressões à forma* — mostra que a postura ereta, marca do desenvolvimento humano, é alterada por agressões, desafios e ataques. A forma é mudada pela história emocional da pessoa. O Capítulo Quatro — *Padrões de distresse* somático* — conta como a forma de cada indivíduo reflete a herança emocional genética, que interage com as "demandas" da sociedade e com as maneiras pessoais de auto-organização. Os adultos sustentam uma história biológica ao criarem uma existência pessoal. As respostas de cada pessoa ao mundo caracterizam-na, criando

---

* Traduzimos a palavra *distress* por distresse, significando sofrimento, aflição e angústia.

sua forma emocional única. Essa forma dá origem à consciência individual. O Capítulo Cinco — *Realidade somática* — apresenta a complexa disposição em camadas da forma individual e dá sugestões para a educação e reorganização somáticas. O último capítulo — *Interações somáticas* — mostra como os indivíduos se movem em direção ao mundo, para estabelecer relacionamentos de cooperação, amor, intimidade. A comunidade humana vem a ser a dança das formas de interação humana.

Neste livro, os principais mestres são as figuras. Elas pretendem invocar e evocar, ser meditações que abram as portas para a realidade emocional somática. As imagens de tensão e desafio predominam, indicando como a forma humana é basicamente moldada. Os desafios da vida e as respostas individuais a eles criam a forma de expressão de sentimentos de excitação, asserção, amor, cuidado e sexualidade.

Anatomia emocional é educação somática, uma ferramenta para aprender a geografia e os arquétipos da história pessoal. Anatomia emocional mostra a relação entre a forma e as forças genética e social que inibem ou facilitam a conformação de uma vida. A experiência de complexos padrões emocionais, somaticamente configurados, fornece uma base para uma vida somática e emocional rica. Anatomia emocional tem mistérios ancestrais e antigos, desafios e prazeres atuais, e um vislumbre do futuro.

Meu próximo livro, *The Formative Process: The Stages of Organizing Experience*, apresenta os aspectos corretivos e educacionais do trabalho com o processo somático. Juntos, estes dois livros estabelecem as bases para a educação do processo somático, uma abordagem contemplativa moderna.

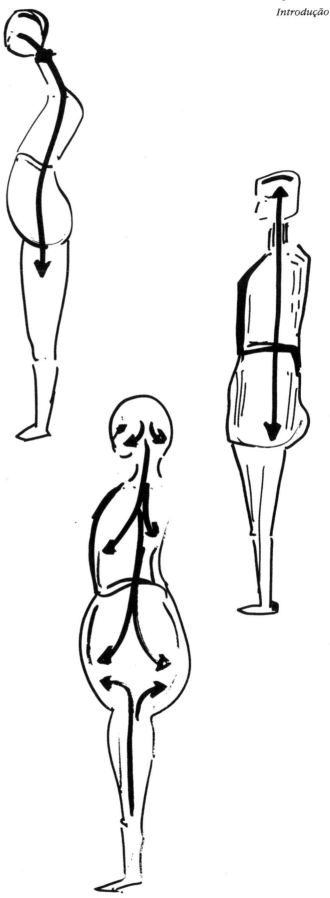

Esses desenhos são exemplos dos primeiros esboços de Stanley Keleman, que inspiraram a preparação deste livro.

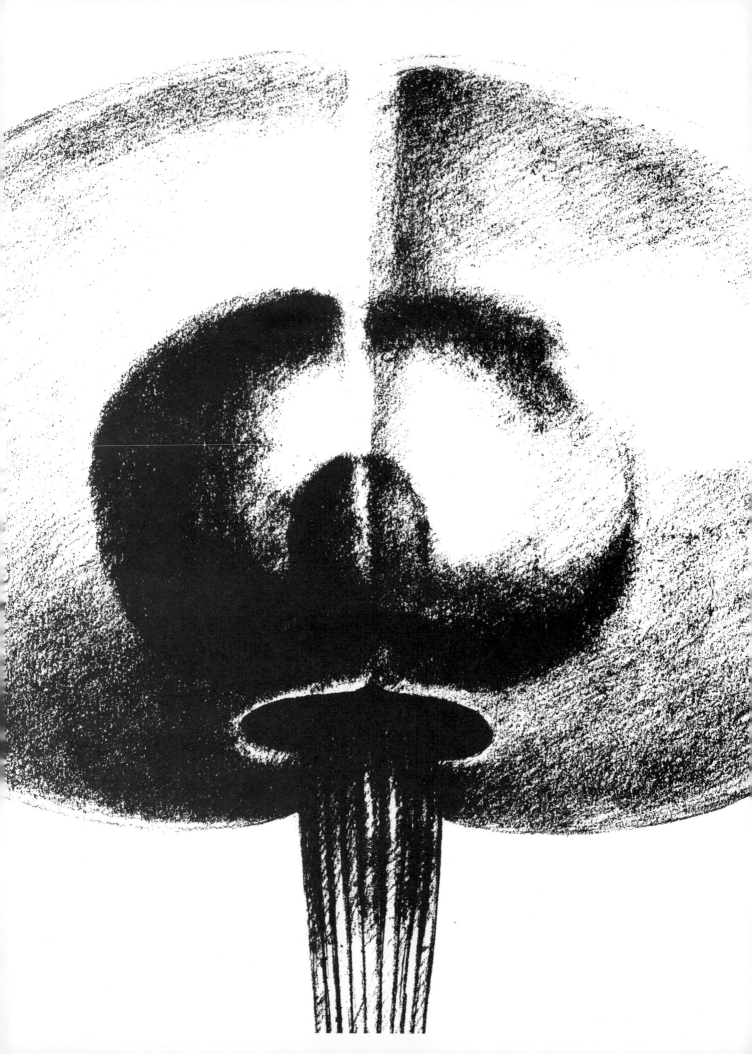

um

criação

A EXISTÊNCIA É um tributo à vida organizada em formas vivas. Ser um indivíduo é seguir os impulsos da própria forma e aprender suas regras únicas de organização. Esse princípio de organização, esse imperativo para a forma, é a linguagem do universo, da sociedade e nossa própria linguagem.

Em todos os níveis, a vida é um processo — uma cadeia interligando fatos isolados de vida diferenciados em formas específicas de existência, com um tema subjacente. O universo é um processo, um gigantesco evento organizado de existência, contendo microorganizações. A sociedade, do mesmo modo, é um processo, uma forma contendo subpartes vivas. E cada um de nós é um processo, um todo constituído de eventos vivos com um impulso para a organização.

É esse impulso para a organização e a forma o tema deste livro. O modo como esse impulso ou princípio se expressa nos seres humanos é mostrado tanto nas figuras quanto no texto. O ponto de partida é que a forma humana como um todo é constituída de eventos vivos, assim como o universo é constituído de subsistemas vivos. O processo de criação é pesquisado de seu micro a seu macrodesenvolvimento, desde a descamação de um pequeno evento até a organização em camadas de existência cada vez maiores e mais complexas. Deste ponto de vista, há dois fatos cruciais: a vida é um evento inteiro e não uma série de subsistemas, e todas as formas de vida são interligadas, brotando de uma única matriz comum. A existência e a organização procedem de fora para dentro, do grande para o pequeno. Os eventos podem ser organizados de fora para dentro e de dentro para fora, do pequeno para o grande, do geral para o particular, ou vice-versa. A forma tem uma organização; a relação entre forma e função é o tema deste capítulo.

Toda vida é um processo. Esse processo é universal. Ele é o modo de existir em nosso planeta. Embora não exista uma ordem determinada, há uma ordenação e uma previsibilidade e confiabilidade estáveis que reconhecemos como vida das espécies, vida de um animal específico, vida de uma sociedade ou da bioesfera. A vida de cada pessoa, como organismo no organismo planetário, é uma série de fatos vivos, interligados para criar uma forma altamente complexa. Em outras palavras, cada um de nós é uma cadeia de fatos vivos, uma rede organizada, um microambiente que compõe um macroorganismo. Desse ponto de vista, o corpo é um processo vivo, organizacional, que sente e reflete sobre sua própria continuidade e forma.

Os seres humanos se organizam ao redor de uma série de espaços. Esses espaços permitem a passagem de líquidos. Um antigo filme sobre protoplasma, feito por William Siefritz, mostra que o citoplasma e o protoplasma organizam um espaço por compressão das fronteiras externas e por expansão das camadas internas — qualquer coisa que se mova cria uma pressão de superfície para gerar uma passagem de si mesma para si mesma. Da motilidade dos fluidos humanos procedem as fronteiras, que são os canais e tubos do corpo.

O homem é um organismo em autoconstrução. Ele é uma série de espaços organizados que desenvolve uma estrutura que permite a circulação de nutrientes e substâncias. Essa estrutura, de tubos interligados, move vapores e gases. Nós processamos esses líquidos e gases para transformá-los em combustível para nosso metabolismo. Os líquidos passam através de nós, os nutrientes são retidos, e o que é perigoso ou inútil é expelido. Nós nos banhamos em um oceano de líquidos para realizar a troca de elementos químicos nutricionais e devolver ao mundo o que foi transformado.

Do mesmo modo, absorvemos nutrição emocional do mundo que nos rodeia e a utilizamos para nos nutrir e trocar com os outros aquilo que formamos. Trocamos células germinais e experiências, assim como dióxido de carbono e oxigênio. Passagens e túneis móveis nos dão um interior e um exterior. Essas passagens comportam espaços para atividades específicas, como os rins, para a transformação da linfa, ou a boca, para mastigação dos alimentos e sua decomposição química. Os diversos espaços e bolsas têm funções distintas — o estômago é diferente dos pulmões. Mas as bolsas são unidades especializadas e circunscritas de funções generalizadas: pulmão-respiração, estômago-digestão, cérebro-informação.

É próprio à natureza desses tubos e suas correspondentes bolsas um tipo específico de motilidade ou peristalse, que transforma o que passa por eles. Esse padrão pulsátil particular organiza os tecidos como bombas. Um dos elementos fundamentais, perceptível em matérias vivas, é sua organização pulsátil, sua capacidade de se expandir e de se contrair, de se alongar e se encurtar, inchar e encolher. Esse movimento celular do citoplasma e do núcleo é perceptível no movimento interno de alimentação e reprodução celular, quando o núcleo começa a se distender, para depois se congelar e formar duas células-filhas. Esse alongamento e encurtamento, esse bombeamento, é um padrão pulsátil específico, único e similar em todos os vários tipos de tecidos. No tecido cardíaco, ele é um fluxo rítmico ininterrupto, quando comparado ao ciclo de expansão-contração dos músculos lisos ou à interrupção controlada do alongamento e encurtamento dos músculos estriados-voluntários ou da musculatura esquelética. Podemos sentir o ritmo pulsátil do coração e a qualidade de seu padrão rítmico. A ação do coração, quando excitado ou sob esforço, pode nos deixar assustados ou atentos. O tecido cerebral também pulsa: ele incha e encolhe, como os intestinos. Todo o organismo é uma bomba pulsátil.

O organismo é um espaço com uma estrutura. Visto como uma bomba organizando uma série de espaços, o organismo consiste de tubos em camadas. O organismo é, de fato, uma série de tubos e camadas — neural, muscular-esquelética, digestiva. Essa forma de tubo pode ser facilmente vista em cortes transversais — na árvore vascular, na árvore neural, no trato digestivo e hepático. Esses tubos são estratificados de fora para dentro — um tecido protetor, depois uma membrana, depois uma camada muscular, depois mais tecido conjuntivo e, por fim, uma camada especializada ao redor do lúmen do tubo. De dentro para fora há, inicialmente, um revestimento delicado, o endotélio, no qual as substâncias são processadas; depois, a estrutura que suporta os músculos; depois o tecido fibroso; e, finalmente, outra membrana. Há, portanto, importantes camadas em cada tubo — uma interna, uma externa, uma intermediária, e aquilo que é conduzido através do tubo. Aplicando esse princípio a todo o corpo, o organismo forma uma série de camadas especiais que permitem expansão e contração, em certas freqüências e amplitudes, para a circulação dos fluidos, gases, íons. Assim como as pulsações cerebrais mantêm uma pressão para a circulação do fluido cérebroespinhal, a função do diafragma é dar suporte à pressão interna de troca de gases.

A motilidade dos tubos estabelece a forma contínua da pessoa e fornece seu senso básico de identidade. Seu padrão de expansão e contração organiza percepções e cognições básicas: vazio, cheio; lento, rápido; expandido, retraído; engolido, expelido. Os sentimentos e pensamentos são fundamentados nessa ação de bombeamento. O padrão de motilidade pode ser aumentado na hiperatividade ou reduzido na hipoatividade, por medo, raiva ou choque. Podemos nos mobilizar até o frenesi ou nos desmobilizar até a apatia e o colapso.

As figuras deste capítulo revelam que os espaços, os tubos e a motilidade se desenvolvem a partir de uma única célula; que uma única célula tem todos os elementos de expansão e contração; que a expansão e a contração organizam um espaço interno; que uma célula incha e encolhe; que uma célula cria uma série de células e a organização de um tubo; que um tubo se transforma em dois, e dois tubos se transformam em três, até que haja uma série de tubos; que os tubos são inicialmente organizados no sentido horizontal, depois no sentido vertical e, finalmente, em circunferência; que os tubos se organizam no campo da gravidade; que a verticalidade de um tubo gera volume e ajuda na passagem de materiais; que os tubos, sua motilidade e seus espaços representam nossos funcionamento e sentimento. Um tubo rígido provoca inflexibilidade, sentimento de suficiência e medo do colapso. Um tubo denso tem pouco movimento e causa o medo de explosão; um tubo intumescido experimenta falta de identidade; e um tubo vazio, sentimentos de carência e medo de afirmação.

A história da organização dos tubos, espaços e motilidade dá uma noção do funcionamento do corpo, suas sensações interiores e sua sensibilidade geral. A motilidade e o movimento exibem um padrão sob distresse e outro em situações normais. Essas imagens da anatomia e dos sentimentos são apresentadas por dentro. O que acontece, dentro de nós, quando estamos emocional e psicologicamente estressados? O que acontece com nossos tubos? O que acontece com o relacionamento entre as bolsas de nossos tubos e os outros tubos que os envolvem? Como nos organizamos para nos proteger? Fuga ou luta, colapso ou rigidez? Como nos tornamos *overbound* ou *underbound*?* Como esses estados afetam nossos vínculos com os outros?

---

* Optamos por manter os termos no original, por não existir equivalente em português.
Bound (aries) quer dizer limites, fronteiras. *Over* e *under* se referem a excesso e falta, portanto, *overbound* significa com excesso de limites corporais e *underbound*, com falta de limites (corporais). Para maiores esclarecimentos, ver Capítulo Três — *Agressões à Forma*. (N.T.)

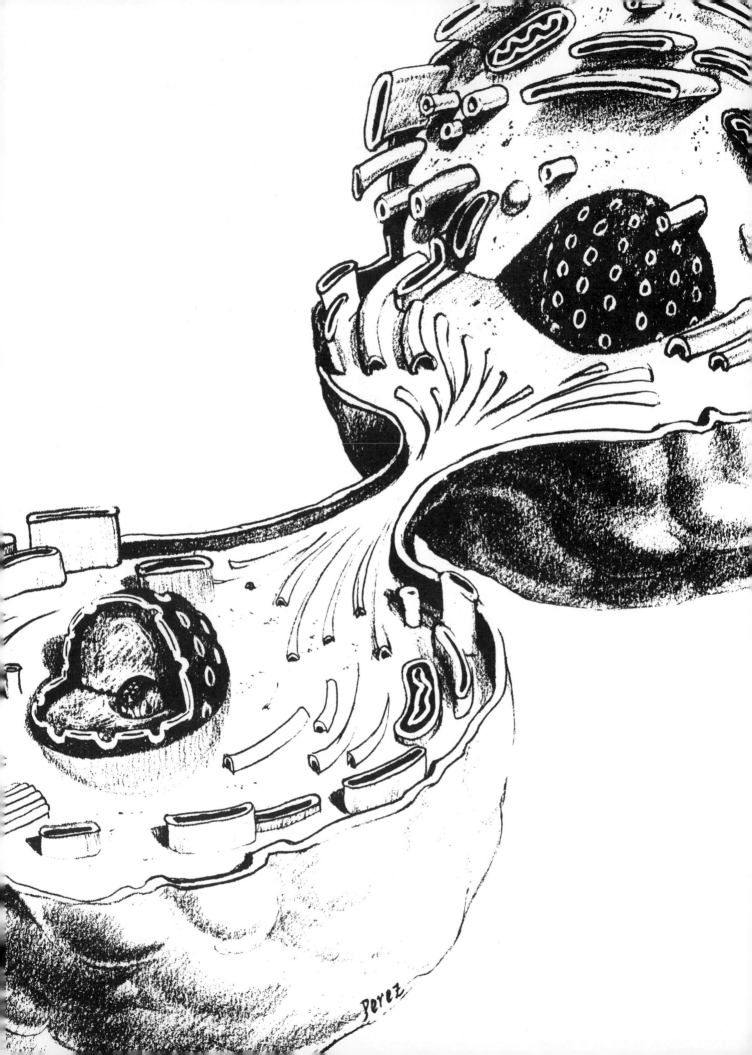

das células aos tubos

A célula é composta de água em diferentes estados, polarizada e pressurizada, como gás, vapor, lipídios e proteínas. Ela tem uma forma mutável: aumenta e diminui, coagula e circula, acumula e repousa. Essa pulsação acontece na área da membrana celular e em condutos microtubulares, nas estruturas da membrana. As células transportam substâncias e nutrientes em líquidos especiais, como os esteróides ou hormônios protéicos. A expansão e contração da água tubária e de suas células e tubos derivados é um fenômeno fundamental para a organização do soma, da inteligência e do caráter. Em nosso âmago, somos liquidez atuando em parceria com vasos e tubos.

A célula pulsa horizontal, vertical e circularmente. As células esticam, alongam, polarizam e dividem seus conteúdos em partes iguais, por intermédio de uma série de tubos, de uma linha de força, para produzir células-filhas. Essa divisão forma colônias esferóides circulares, que formam planos, placas e, depois, tubos. A população do organismo aumenta de um único plano para camadas, e torna-se densa como as ruas de uma cidade ou os edifícios muito altos.

Nos primeiros estágios embrionários, as células, ainda não separadas por camadas, estão todas diretamente ligadas. As células "telegrafam" sua condição, de modo direto e rápido, por meio dos padrões pulsáteis e do meio líquido em que vivem. Suas conexões e formas estabelecem uma linguagem comum, uma harmonia de pulsação que reflete seu estágio de crescimento, metabolismo e a natureza de sua estrutura. Os embriões, fetos e recém-nascidos estão mais próximos do tecido fluido do que do líquido densamente compactado ou calcificado.

Um complexo crescimento ocorre por multiplicação, adensamento, estratificação e, depois, por especialização celular em componentes tais como músculo cardíaco ou osso. Com o desenvolvimento dos tubos e suas bolsas, a pulsação começa a ocorrer vertical, horizontal e circularmente. Esse novo estágio permite o estabelecimento de uma organização antigravitacional. Para evitar o colapso e a ejeção de nossos conteúdos internos, a expansão e a contração precisam de apoio. São necessárias câmaras e válvulas para manter os ritmos peristálticos contra as forças da gravidade.

Essa é a nossa metamorfose: de células ritmicamente pulsantes para um organismo multirritmicamente pulsante. Esse organismo pode funcionar com padrões dissonantes e assimétricos: estes se firmam como padrões pela integração de complexos opostos. Esses padrões de pulsação tubária estabelecem a auto-identidade, ao gerar sentimentos que reconhecemos como nossos. Eles dão uma dimensão para a existência, ao criar um interior e um exterior, uma profundidade e uma superfície. Essa interioridade e essa exterioridade são fundamentais na anatomia dos sentimentos e no autoconceito.

Há um processo básico de pensamento-sensação subjacente a toda percepção. Ou seja, expandir, intumescer, estender-se para buscar e trazer de volta, encolher, contrair. Saímos em direção ao mundo e voltamos, em um ciclo interminável. Torna-se evidente que o estresse e o distresse perturbam os padrões de pulsação. Às vezes, há um conflito entre dois pólos: expansão e encolhimento simultâneos. Podemos nos superexpandir e perder a capacidade de recuar. Ou nos encolher e perder a capacidade de expandir. Nessas condições, a amplitude da pulsação celular começa a decair, afetando nossos sentimentos, pensamentos e ações, assim como nossa auto-identidade.

As células vão em direção ao mundo e recuam. Elas absorvem e excretam. Seu modo de expandir e contrair é uma declaração de asserção. O modo como ela mantém a pressão é uma declaração de autopercepção. O modo como recebe e dá é comunicação. A célula cria uma pressão interna para se poupar da compressão externa. Esse *continuum* de pressão gera a auto-identidade.

FIGURA UM. O interior da célula exercendo pressão para fora. Os cortes representam passagens entre o mundo interior e exterior.

FIGURA DOIS. A pressão externa encontra resistência no espessamento da parede celular.

FIGURA TRÊS. No intercâmbio entre a célula e o mundo, há troca contínua de pressão e alteração da espessura da parede celular.

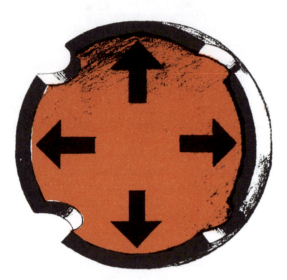

1   EXPANSÃO, INTUMESCIMENTO, MOVIMENTO PARA FORA

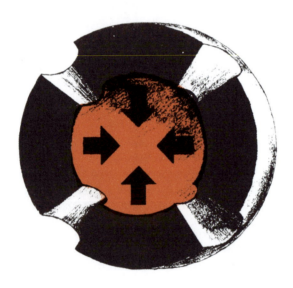

2   CONTRAÇÃO, ENCOLHIMENTO, MOVIMENTO PARA DENTRO

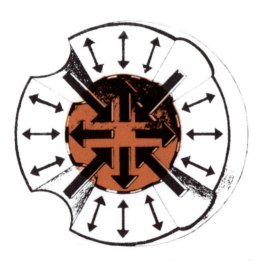

3   O *CONTINUUM* DE EXPANSÃO E CONTRAÇÃO

A gravidade exerce uma pressão de 7 quilos por 2,5 centímetros quadrados, à qual temos de resistir. Temos que ser sensíveis à pressão criada pelo mundo ou por nós mesmos. Sob grande pressão, nos tornamos compactos e densos; sob pouca pressão, inchamos como um baiacu. Se a pressão se acumula gradualmente, em ambos os sentidos, as membranas se espessam. Se a pressão na parede externa é insuficiente, nos expandimos. Se as membranas são frágeis, extravasamos ou simplesmente explodimos. Se a pressão é rápida e repentina, as membranas se enrijecem como barras de aço. O reconhecimento contínuo da pressão e a acomodação a ela devem permanecer constantes para se manter uma identidade. Se a anatomia da célula é alterada consistente ou abruptamente, sua identidade também se modifica.

FIGURA QUATRO. A célula é um universo, um minúsculo planeta, uma bola complexa, uma fonte de incrível organização. Nada acontece ao acaso. Há a membrana externa da célula; o núcleo interno, continente do material cromossômico; e as fontes de energia — o ATP, o DNA, as mitocôndrias. Mais importante, a célula armazena, de forma modificada, tudo que há em um organismo multicelular gigantesco. Ela tem uma estrutura reconhecível, um exterior, um interior, órgãos centrais específicos e uma rede de tubos e túneis para a circulação de fluidos. Há camadas sobre camadas de organização. A distribuição e a transformação de substâncias são realizadas por rotas específicas. A pressão é transmitida por intermédio de uma série de placas reguladoras, que podem intensificá-la ou reduzi-la. Os cortes na superfície mostram as entradas e saídas. A célula e suas passagens tubárias dão uma noção de interior e de superfície. A força pode ser regulada pelas camadas que controlam e geram pressão.

De uma célula se desenvolvem outras células. A separação é uma ilusão. Um círculo torna-se uma colônia, uma bola de células e, depois, uma organização que se alonga em um tubo, com compartimentos vazios e densos. Os tubos intumescem para se transformar em bolsas.

FIGURA CINCO. Um conjunto de células forma uma bola. Duas camadas se transformam em três, por migração de células. Essa bola começa a estruturar espaços com cavidades, bolsas e um núcleo central. Esse espaço intensifica a pulsação celular.

FIGURA SEIS. Agora há três camadas — externa, interna e intermediária. A camada intermediária dá origem aos músculos, enquanto a externa irá formar a pele e os nervos, e a interior se transformará nos órgãos. A formação de um tubo começa a partir do alongamento da camada interna.

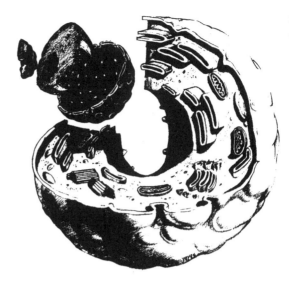

4 ARQUITETURA CELULAR: CAMADAS E TUBOS

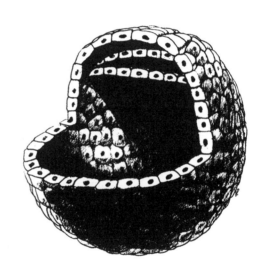

5 AS CAMADAS DO ESPAÇO INTERNO

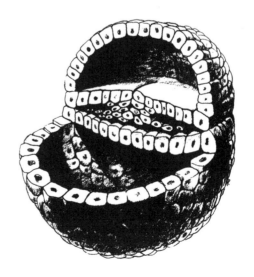

6 GERAÇÃO DE BOLSAS E DIAFRAGMAS

FIGURA SETE. Uma célula se divide em duas, por polarização. Essa divisão ocorre mediante formação de um tubo ou túnel — duas bolsas ligadas por uma passagem. Cada bolsa tem um núcleo. Quando a substância interna migra para ambas as bolsas, forma-se um esfíncter e se estabelece um confinamento ou divisão. O padrão é claro: extensão e separação. A partir de um tubo expandido forma-se uma bolsa, que intumesce e, finalmente, se fecha para formar duas bolsas.

FIGURA OITO. Num estágio embrionário inicial, forma-se um tubo dentro de uma esfera, primórdio do sistema nervoso e da cabeça.

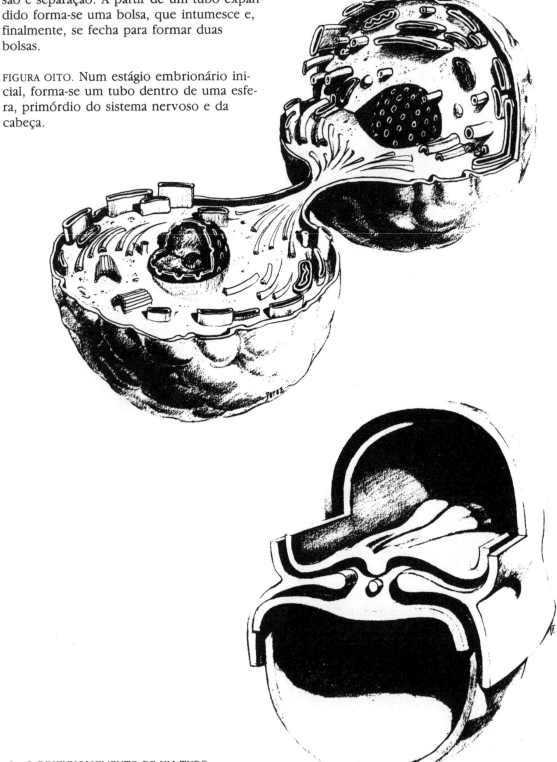

7 A ANATOMIA DA SEPARAÇÃO: PROJEÇÃO E INTROJEÇÃO

8 O DESENVOLVIMENTO DE UM TUBO

FIGURA NOVE. A célula gerou tubos e cavidades, camadas de interiores. Estas começam a se alongar e formar bolsas. Os tubos constituem os vasos sanguíneos, os intestinos, a medula espinhal e a pele.

FIGURA DEZ. O ser humano tem camadas visíveis: um tubo externo de pele e nervos, uma camada intermediária de músculos e cartilagem, e um espaço interior para os órgãos de nutrição e respiração.

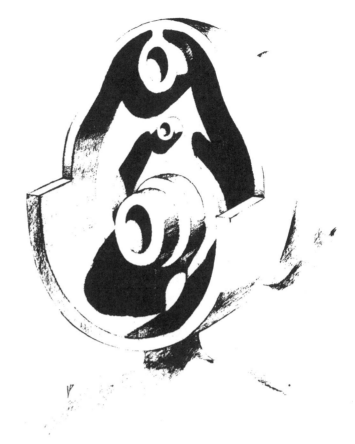

9 A ORGANIZAÇÃO DE MÚLTIPLOS TUBOS

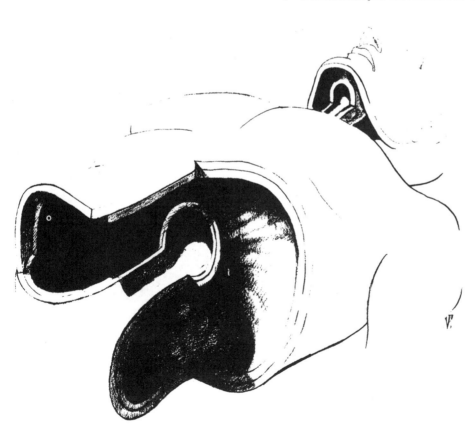

10 UMA VISÃO INTERNA: A CONTINUIDADE DO ESPAÇO, CAMADAS E TUBOS

Anatomia Emocional

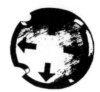
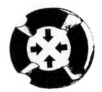
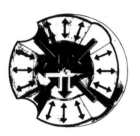
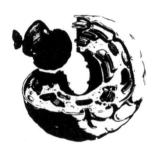
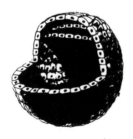
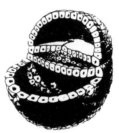
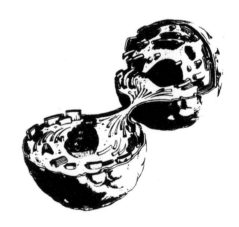

Assim, uma única célula progride para uma organização de células, para uma bola, que se desenvolve em um tubo. O passo seguinte é um tubo compartimentalizado, uma estrutura muito complexa de tubos com espaços ocos e sólidos que se formam para transportar materiais para compartimentos isolados e bolsas. O corpo humano se origina de uma única célula, composta de membrana e conteúdo interno, que regulam a pressão interna e externa. Essa célula se comunica com duas partes do mundo: com seu interior e com seu exterior. Estabelece-se um padrão pulsátil básico, um processo de fechamento e abertura que adensa e estica a membrana externa. Essa expansão e essa contração são uma força motriz que transporta materiais, tanto dentro da própria célula quanto para dentro e para fora dela. A célula tem um senso de interioridade que aumenta à medida que um grupo de células forma uma placa. Essa placa tem uma forma redonda, com células sobre células, e gera uma cavidade ou bola. À medida que a bola interna se adensa e as células se desenvolvem, acontecem duas coisas ao mesmo tempo: a partir de seu interior se desenvolvem compartimentos, e de sua parede espessada, uma placa interna. Essa placa se achata e começa a se alongar, formando um tubo.

Do interior desse compartimento emergem passagens básicas — um tubo interno para o transporte de substâncias nutritivas, um tubo externo que estabelece limites e divisões e um tubo intermediário que forma os músculos.

A GERAÇÃO DE UM ESPAÇO INTERNO

Estes tubos, mais tarde, se transformam numa bola altamente organizada e numa estrutura compartimentalizada de tubos, bolsas, cavidades e membranas de conexão. Por uma ponta desse processo se desenvolve um interior e, pela outra, um exterior. Um conjunto de interiores e exteriores transforma-se em ânus ou em boca, em cérebro ou medula espinhal. Assim, a bola se transforma num tubo de três camadas: uma interna, uma externa e uma intermediária. À camada externa de pele e nervos, o ectoderma, cabe a comunicação. A camada intermediária, formada por músculos e vasos sanguíneos, o mesoderma, fornece suporte e locomoção. A camada interna, de órgãos e vísceras, o endoderma, fornece nutrição e energia básica. O interior está em contato com o exterior por intermédio do nível mesodérmico. O exterior é a fronteira, o *self* social. O interior é o passado e o presente, secretos, profundos, arcaicos. O meio é o *self* volitivo, que transita entre o interior e o exterior. O tubo interno transporta materiais de um ponto a outro, ao longo e através das camadas, da superfície para os níveis profundos. A função generalizada das três camadas — ectoderma, mesoderma e endoderma — é associada a três bolsas especializadas: a cabeça, o peito e o abdômen.

A proliferação celular inicial, que divide a célula em duas, quatro, oito, dezesseis e assim por diante, mantém suas superfícies em contato direto. As células permanecem ligadas. Esse contato direto revela claramente o princípio da interligação dos tecidos. No desenvolvimento embrionário inicial, todos os tecidos e órgãos estão intimamente ligados; o coração e o cérebro são apenas duas superfícies contíguas. A batida do coração é impressa diretamente no cérebro. Não é preciso nenhum nervo. À medida que o desenvolvimento prossegue, permanecem os vestígios do contato. Isso é informação, saber íntimo. Nós somos unidos pela interligação de todos os nossos tecidos. Somos como uma lâmina de células, torcida, dobrada, curvada, enrolada em sistemas de órgãos e tubos e, depois, em um organismo. Camadas profundas e áreas remotas são afetadas por contato a distância.

A conexão interna de todas as camadas dá origem à consciência dos tecidos, à soma das sensações em todos os níveis de células, constituindo um padrão de trilhões de superfícies e ambientes internos. Isso dá origem à autoconsciência individual.

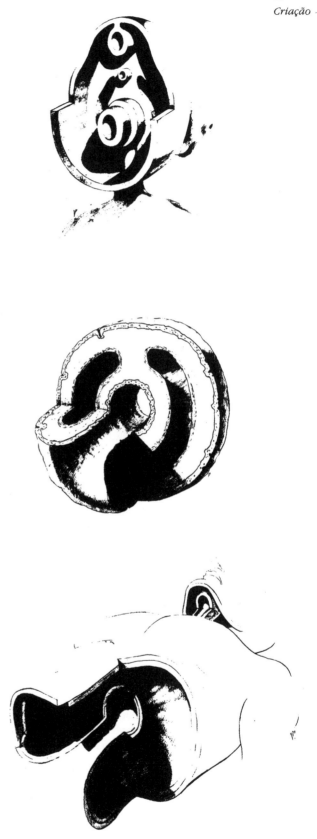

Criação

12 A GERAÇÃO DE TUBOS E CAMADAS

a bomba pulsátil

A pulsação é o movimento para dentro e para fora de todas as formas de vida e começa no nível celular. A ação de bombeamento de uma célula é essencial, tanto para seu transporte e de seus conteúdos quanto para a troca de nutrientes. Muitas bombas celulares se unem para formar bombas cada vez maiores. Esse bombeamento vai se tornar a base de muitas outras funções — troca de líquidos, respiração, absorção de alimentos e excreção.

O organismo todo é, portanto, um conjunto de tubos peristálticos, pulsando em diferentes intensidades e amplitudes. A medula, os músculos, o estômago, o coração e o cérebro se mexem, em freqüências diferentes de expansão e contração. Os centros nervosos do cérebro e certos hormônios regulam as ondas peristálticas rítmicas, tornando-as mais rápidas ou mais lentas. Em estado de pânico, há peristalse de bombeamento rápido. Quando excitados, há bombeamento pleno. A tristeza altera o bombeamento. A depressão amortece a peristalse. O estresse e o distresse perturbam tanto a estrutura tubular quanto a peristalse.

A pulsação é altamente flexível e adaptável às forças. O bombeamento mantém a pressão que restringe a atmosfera, sustentando a própria membrana e permitindo a entrada e saída seletiva de substâncias.

Um tubo flexível é a estrutura ideal para resistir à gravidade e organizar a postura ereta. Horizontal, ele permite o intumescimento e o encolhimento verticais e, depois, o alongamento contra a gravidade, como o tubo de uma planta que forma a estrutura da casca. A postura ereta é um processo pulsátil. Os músculos antigravitacionais funcionam mediante um padrão de troca de pulsações que sustenta a postura ereta. A postura ereta requer a capacidade para tolerar pressão e gerar pressão. No caso do ser humano, a concepção e o crescimento ocorrem numa situação ótima, o útero, onde há pouca gravidade. Depois, o *self* embrionário líquido e o útero estabelecem uma ligação tubária que regula as pressões dos fluidos.

Tubos flexíveis contribuem para a maturação e para o nascimento de nosso sentimento. A condição dos tecidos moles é de sensibilidade e vulnerabilidade. Tecidos rígidos estão em condições de ataque ou penetração.

A ampla variedade de posturas humanas é uma evidência da acomodação específica individual à luta contra a gravidade. As lutas do desenvolvimento e suas concomitantes estruturas emocionais são visíveis na fraqueza ou espasticidade dos tubos. Cavidades inchadas freqüentemente indicam distúrbios de pressão nas sensações e na função, tais como enfisema e asma. Abdomens comprimidos podem causar problemas reprodutivos e de excreção. A pressão sobre o sistema neural, quer venha de dentro ou de fora, cria problemas nervosos, desde dores de cabeça até perda do controle muscular. O sentimento e a postura, nosso verdadeiro *self*, são uma função da pulsação. É esse processo que dá origem a nossos pensamentos e imagem. Esses fatos têm enormes implicações para a compreensão psicológica.

Nós, como criaturas auto-reflexivas, absorvemos, retemos e devolvemos ao mundo aquilo que absorvemos. Usamos e transformamos o mundo. Estamos também inseridos num mundo maior. A realidade, em seu sentido mais profundo, é a organização de todas as formas de vida que se modelam. Portanto, como a alma da vida, somos bomba de pressão ligando todas as camadas de existência nos mundos conhecido e desconhecido — do átomo à célula, da célula ao macrocosmo do universo.

ondas pulsáteis

Movimentos ondulatórios ocorrem continuamente, em marés pulsáteis chamadas de peristalse. Eles evoluem como a expansão e contração básicas de uma célula — um reflexo das correntes de movimento citoplasmático intercelular. Somos uma série de ondas peristálticas longitudinais e verticais.

A primeira onda vertical diz respeito à nutrição e respiração, à camada interna dos tubos. Para auxiliar essa onda, há estações de bombeamento — as abóbadas da cabeça, a pelve, o diafragma do torso, o palato duro, a língua, a glote, a laringe, o diafragma pélvico, bem como o crânio e os pés. A onda seguinte conecta o sistema nervoso, os sentidos interno e externo, e transporta informações para dentro e para fora, para cima e para baixo. As ondas peristálticas básicas do tubo neural fluem do crânio para a cauda eqüina, do cérebro para os gânglios viscerais, para os grandes escoadouros dos membros e da pele. Do tubo neural partem as ondas rápidas do sistema nervoso central e as lentas, do sistema nervoso autônomo. A grande onda seguinte é a que dá suporte e locomoção aos ossos e músculos. Ondas de tônus muscular dão suporte à posição ereta. As ondas longas e lentas das fibras musculares vermelhas, próximas à espinha, e os músculos antigravitacionais mantêm a verticalidade sem esforço, enquanto as ondas mais curtas, mais eruptivas das fibras brancas, propiciam os gestos de resposta imediata. Esses padrões de tônus muscular rápidos e lentos são transmitidos ao mundo exterior como agressão e suavidade. Eles saem pelas mãos, pés, genitais, boca, olhos e pela parede do corpo. As ondas mais profundas são os hormônios. Eles estão ligados às ondas sanguíneas, mas têm um extravasamento verdadeiramente cíclico. Há ondas hormonais rápidas, dos transmissores neurais e dos energizantes da adrenalina; há ondas lentas, da tireóide, e dos hormônios de crescimento da pituitária.

A construção de uma estrutura para essas ondas pode ser observada no movimento líquido das lesmas e dos vermes. Nestes, as ondas horizontais que vão da cabeça à cauda são entremeadas por anéis de constrição intermitentes. Parecem salsichas e funcionam como uma bomba. Esses anéis atuam como válvulas para gerar compressão e elaborar separações e compartimentos.

A parte externa do corpo humano mostra a cabeça, o peito e a pélvis, com constrições no pescoço e na cintura. A anatomia interna mostra que as ondas verticais atravessam um maior número de válvulas. Na expansão da cabeça, há anéis no palato, no osso esfenóide e no forame magno, separando o crânio das estruturas que ficam acima e abaixo dele. As válvulas inferiores na cabeça compreendem o palato, a língua, a glote, as cordas vocais e o osso hióide, bem como os músculos em torno da nuca, trapézio e escaleno. A válvula seguinte é a garganta, que divide o torso em duas partes: cabeça e tórax. A principal válvula interna é o diafragma, que separa o tórax do abdômen. O soalho pélvico funciona como terminal inferior para ancorar o sacro e os ossos púbicos. Finalmente, os pés, em interação com a terra, constituem a última válvula.

As ondas pulsáteis são horizontais e verticais, e vão da cabeça aos dedos dos pés. Elas também têm um fluxo circular, como anéis dispostos em ângulos retos com o fluxo horizontal. Esse fluxo de pressão em ângulo reto nos fluxos horizontal e vertical cria a pressão para a postura em pé, para a percepção e o funcionamento específicos dos seres humanos. Essa onda transversal é intensificada pelas válvulas, de tal modo que um poderoso conjunto de forças seja transportado.

Essa interação das ondas, compartimentos e diafragmas desenvolve a pressão que resiste à gravidade. Todos desempenham um importante papel na postura ereta. As ondas transversais e a ação peristáltica dos tubos agem como força contrária à gravidade. Há duas ondas interagindo — uma que força para baixo e outra para cima. Os pés, em conjunto com o chão, constituem um tambor de reverberação.

Anéis ou tubos enfraquecidos ou espásticos podem afetar a função das ondas — como ficamos em pé, nos movemos, nos emocionamos. Tubos ou anéis duros e rígidos provocam constrição das ondas e aceleram seu ritmo. Membranas fracas ou inchadas amortecem as ondas e reduzem seu ritmo.

Criação

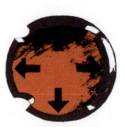

EXPANSÃO
INTUMESCIMENTO

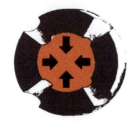

CONTRAÇÃO
ENCOLHIMENTO

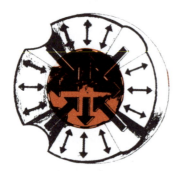

EXPANSÃO E
CONTRAÇÃO
CONTÍNUAS

13 O *CONTINUUM* DE EXCITAÇÃO E PULSÁTIL

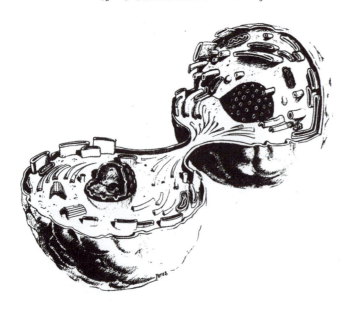

14 FORMAÇÃO PRIMÁRIA DE BOLSAS E PASSAGENS

FIGURA TREZE. A organização da pulsação básica e sua relação com a geração e a manutenção da excitação. A função dilatação-retração, expansão-contração das células, com suas trocas de íons, estabelece um *continuum* para dentro e para fora, um bombeamento ou ação semelhante à de uma sanfona. A pulsação da bomba ajuda a manter a troca excitatória, o fenômeno de polarização que muda a forma da membrana. O bombeamento cria um anel ou limite externo, onde cessa a expansão devido à pressão externa (figura 1), e um anel interno, onde a pressão e a densidade limitam a compressão (figura 2). Há pressão em duas direções: para fora e para dentro (figura 3). Esse movimento faz circular substâncias ambientais de fora para dentro, e vice-versa. Também circulam substâncias internas, por canais internos da célula e entre as células. Observe as passagens ou saídas e entradas. Pode-se notar um interior, um exterior e um meio, assim como uma morfologia dinâmica, um *continuum* de formas mutáveis. A pulsação emerge.

FIGURA CATORZE. Os conteúdos da célula se polarizam e se projetam. Essas projeções são pseudópodes, conteúdos que se movem de dentro para fora da célula. O movimento inverso, de fora para dentro, é introjeção de substâncias. Essas introjeções e projeções refletem o *continuum* da pulsação. O bombeamento contínuo é um padrão de motilidade que sustenta essas expressões básicas e estabelece uma forma que se move.

A forma mutável do coração é um exemplo do bombeamento que sustenta a circulação elétrica. O coração recebe sangue, retém esse sangue e depois o expele. Ele tem por identidade uma forma mutável. Ele apenas retém fluido, que expele em seguida. Os anéis interno e externo são limites e representam a cavidade que transforma os líquidos em outros líquidos a serem expelidos.

FIGURAS QUINZE, DEZESSEIS E DEZESSETE.
Imagens embrionárias primárias da formação das bolsas e camadas, seu desenvolvimento e sua função. Uma colônia de células, com um interior e um exterior, forma uma câmara. Essa câmara é uma expansão, uma bolsa, com espaços comprimidos ou esfíncteres em ambas as extremidades. As constrições ou esfíncteres servem como saídas ou entradas, e como reguladores de pressão. Essa bolsa, junto com os esfíncteres, cria um bombeamento.

A partir desse tubo em forma de bolsa se desenvolverão vários compartimentos — cabeça, tórax, abdômen-pélvis. Na extremidade pélvica, área onde os produtos finais são transformados, desenvolvem-se os genitais, o ânus, a bexiga e as pernas. Na outra extremidade, vão se formar a boca e a entrada para os principais sentidos, e o tubo respiratório. No meio, terão origem bolsas de transformação e circulação interna — coração, abdômen e vísceras. Anéis de separação entre as bolsas se desenvolvem em diafragmas, divisores, esfíncteres. O contato com o mundo externo se dá com troca e saídas; o contato com o mundo interno se dá com a geração da excitação; e o mundo intermediário sustenta a excitação. Uma bomba, portanto, é uma interação dos padrões de onda das três camadas, diafragmas e esfíncteres, com os padrões de onda das três bolsas.

As várias passagens de energia e as correntes de pulsação são as primeiras formas de asserção em direção ao mundo e de afastamento do mundo. Nós nos movemos em direção ao mundo para projetar e nos recolhemos para introjetar.

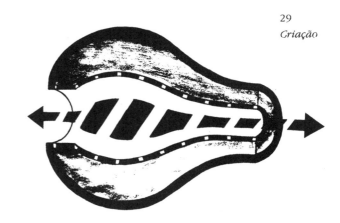

15 A BOMBA EM CAMADAS

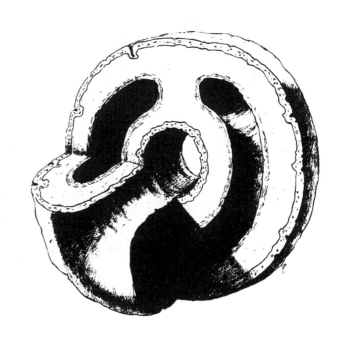

16 CORTE TRANSVERSAL DAS CAMADAS TUBÁRIAS

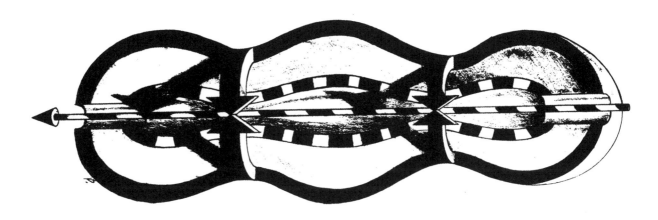

17 O TUBO DE MÚLTIPLAS BOLSAS:
DA PULSAÇÃO À PERISTALSE

FIGURA DEZOITO. Evolução de uma célula para uma colônia, de uma colônia para um organismo organizado em tubos e bolsas diferenciadas, capaz de se mover no mundo. As bolsas da cabeça, tórax, abdômen e pélvis; os anéis do pescoço, cintura, boca e ânus já estão plenamente desenvolvidos. O organismo pode rastejar, engatinhar, alcançar, pegar e empurrar.

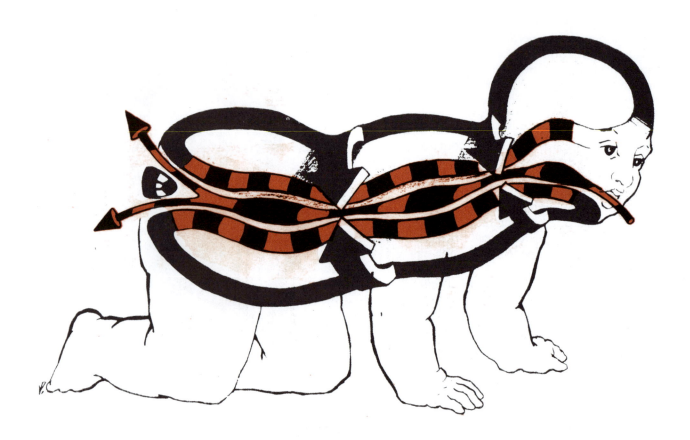

18 PERISTALSE DE AUTOPROPULSÃO

FIGURA DEZENOVE. Eretibilidade. É a capacidade de estruturar e coordenar tubos, camadas e bolsas no campo da gravidade. A figura 17 é a precursora da postura ereta; a 18 mostra os primeiros passos para chegar a ela, e a 19, a estrutura já completa.

A postura ereta humana baseia-se na hereditariedade, na intensidade da pulsação interna, na canalização da excitação e na necessidade humana. À medida que a criança cresce, o centro de gravidade se desloca da cabeça e do tórax para a pélvis. Isso possibilita a postura ereta. Na verdade, a postura ereta é uma poderosa combinação de várias camadas de excitação interagindo com várias bolsas. O fluxo de excitação mais eficiente ocorre nos tubos internos, representados pelas linhas tracejadas, onde há fortes ritmos de respiração, oxigenação, digestão, nutrição. A camada intermediária se move e dá suporte à excitação. Ela serve como continentes e câmaras. É orientada para a ação, mas não se move livremente. A camada externa de pele flexível e nervos é a menos dotada de motilidade.

A pulsação produz sentimentos básicos como alegria, bem-estar, vitalidade e excitação. Assim como há uma organização em série para construção e transmissão de nosso interior, a sensação e a motilidade são transmitidas de uma bolsa para outra. Para que a pulsação viaje por todo o corpo, em ondas, da cabeça aos pés, precisa haver uma organização nítida — em cada bolsa e entre uma bolsa e outra. Deve haver um sentimento de excitação de dentro para fora e de fora para dentro. Padrões contínuos de distresse emocional, entretanto, podem fazer com que os tubos, camadas e bolsas se tornem rígidos e alongados, densos e comprimidos, inchados e estufados, ou em colapso e frágeis. As bolsas se encaixam umas nas outras, como acontece com os diversos segmentos de um telescópio, de maneira que o pescoço encurta, a cintura desaparece, o peito se abate, a cabeça ou a barriga intumescem. Nessas condições, o tecido não suporta ondas de pulsação; pensamento, sentimento, ação e postura ereta são afetados.

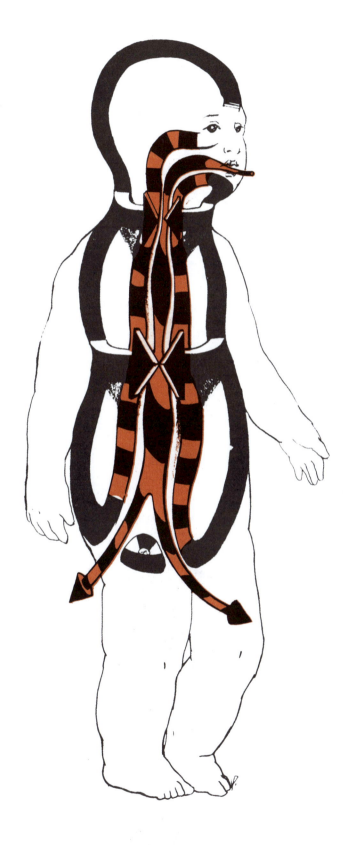

19 PERISTALSE E ERETIBILIDADE

32
Anatomia Emocional

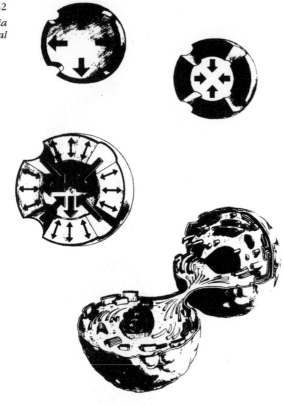

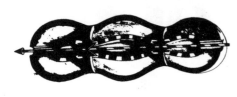

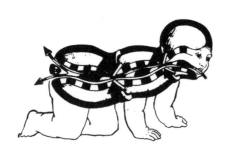

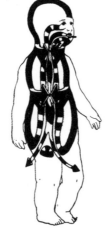

20 A EVOLUÇÃO DA VIDA PERISTÁLTICA:
DA PULSAÇÃO ANIMAL À MOTILIDADE HUMANA,
À ERETIBILIDADE

da motilidade ao movimento

Padrões de motilidade e padrões de ação e movimento são coisas diferentes. O movimento descreve como as criaturas se deslocam de um lugar para outro. Da perspectiva do processo somático, o movimento é mecânico. Articulações e ossos flexionam, dobram, giram, deslizam; músculos levantam, empurram, puxam, apertam, contraem, alongam. A motilidade, por outro lado, brota dos processos metabólicos da existência. A excitabilidade da célula, sua expansão e polarização são exemplos de motilidade, assim como os acessos emocionais, tais como a raiva ou o medo.

A vida animal é móvel e tem motilidade. Há alongamento, estiramento, e sua recíproca, a contração. Esse ritmo básico pode ser observado em todos os animais vivos: a olho nu, no coração, e ao microscópio, nas células. Ele tem um movimento característico de torção ou rotação. O movimento da vida é semelhante ao de um saca-rolhas: uma torção-alongamento e uma torção contrátil de volta, como um elástico enrolado em si mesmo. Essa torção, pulsação, alongamento, encolhimento servem a dois propósitos: como bomba em miniatura que faz circular os nutrientes e também como meio de propulsão.

Há três padrões que nos levam da motilidade animal ao movimento humano, à postura ereta e ao caminhar: buscar, trazer e empurrar; como nos movimentos da natação, pois sua interação combinada estabelece a propulsão.

Esses padrões começam dentro do útero, onde o feto flutua. Para ajudar seu próprio nascimento, o feto se alonga e se comprime, gerando torções e giros. No útero, flutuar, torcer e virar ajudam a bombear líquidos. As rotações geram uma força poderosa para facilitar o parto.

Após o parto, o bebê continua a se alongar, esticar e a girar os membros e o tronco. Ele procura o seio, explora o espaço e se enrola. Gradativamente, a criança domina o uso das mãos, braços, pés e pernas, e coordena as novas conquistas para rastejar e engatinhar. Esses primeiros estágios da locomoção se assemelham a uma natação horizontal: buscar, trazer e empurrar.

Aprender a ficar em pé envolve um domínio ainda maior de uma outra sucessão de movimentos, que vão do rastejar ao engatinhar, do engatinhar ao acocorar com os braços estendidos; fazer força para cima, depois levantar e, finalmente, ficar em pé sozinho. Todos esses movimentos envolvem combinações dos movimentos de buscar, trazer e empurrar. A natação horizontal (rastejar e engatinhar) torna-se natação vertical (acocorar, levantar e andar).

Levantar não é um ato mecânico, em que os ossos se apóiam sobre outros ossos para suportar o peso no chão. Nem algo que se realiza por meio do tônus dos músculos antigravitacionais. Levantar é um padrão pulsátil vertical, um bombeamento. É um padrão rítmico de expansão e contração, que move os fluidos excitatórios através de espaços. Ao ficar em pé, aprendemos a manter as pressões que contribuem para fazer da bomba humana um mecanismo eficaz.

Andar é um movimento de natação — buscar, trazer, empurrar —, mas no sentido vertical. Todo o organismo alonga, torce, gira, flexiona e contrai. Andar requer a rotação da coluna, da pélvis, dos ombros e da cabeça; além disso, exige o movimento dos membros, para fora e para dentro.

FIGURA VINTE E UM. Os movimentos básicos de natação vistos na postura ereta. Sua interação, desenvolvimento e domínio levam o organismo humano da posição de embrião à postura ereta, do rastejar ao andar. Esses movimentos de natação, em seus vários estágios de desenvolvimento, refletem o *continuum* da motilidade ao movimento.

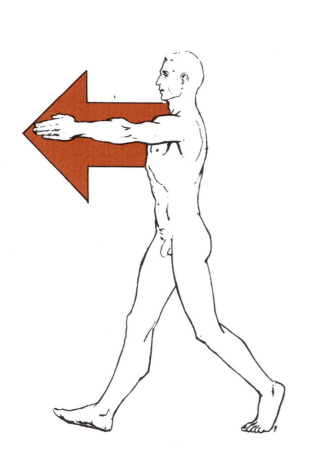
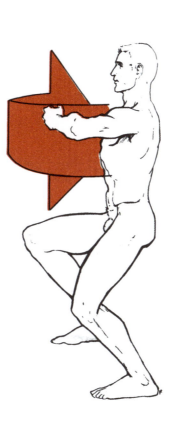
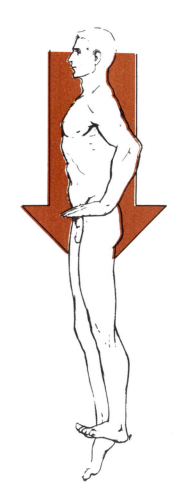

21 OS MOVIMENTOS BÁSICOS DA NATAÇÃO: BUSCAR, TRAZER, EMPURRAR

o "continuum" de movimento

O ser humano tem várias camadas: pele, fáscia, músculos, ossos, órgãos, líquidos. A pele estica e contrai num padrão contínuo. A forma dos músculos do esqueleto muda, numa sinfonia de ajustamentos, para manter a postura ereta. Os ossos encolhem e esticam sob pressões variadas. Os órgãos são uma onda dinâmica de peristalse, crescendo e diminuindo. Os líquidos do corpo são impulsionados pela flexibilidade das bombas orgânicas. Nadamos na corrente do ambiente que criamos. Nos estendemos, nos encolhemos, e nos estendemos novamente. A motilidade é isso. Motilidade é expansão e contração, alongamento e encolhimento, distensão e recolhimento. É um fluxo interno, diferente do movimento. O movimento reporta aos músculos esqueléticos, a uma ação destinada às funções de parar e avançar. O estriamento do músculo esquelético permite pausa e movimento, ele pode interromper e, ainda, fixar e trocar tônus e direção.

FIGURA VINTE E DOIS. No útero, o sistema muscular esquelético está em repouso. Os sistemas sanguíneo e cardiovascular e os órgãos internos têm motilidade. O organismo flutua livremente. A pulsação é dominante. O embrião expande e contrai, alonga e encolhe, em movimentos vegetativos internos. Os conteúdos internos são ativos, as paredes suportam e contêm, embora ainda em repouso.

Mais tarde, o embrião começa a nadar. Marés de impulso, alongamentos e repouso formam a pressão e a energia internas, que se tornam cinéticas na natação interna e, mais tarde, no parto, no movimento de expulsão. O ponto alto da motilidade é a tentativa de o bebê nadar para fora do útero, em um padrão gigante de rotação. As pernas se estendem, os braços se esticam e empurram para baixo, a cabeça avança à frente. Os chutes ao acaso dentro do útero fazem parte de um padrão de expansão-contração que se estende à natação interna, um movimento de parto, e age como um precursor para os complicados padrões de movimentos futuros.

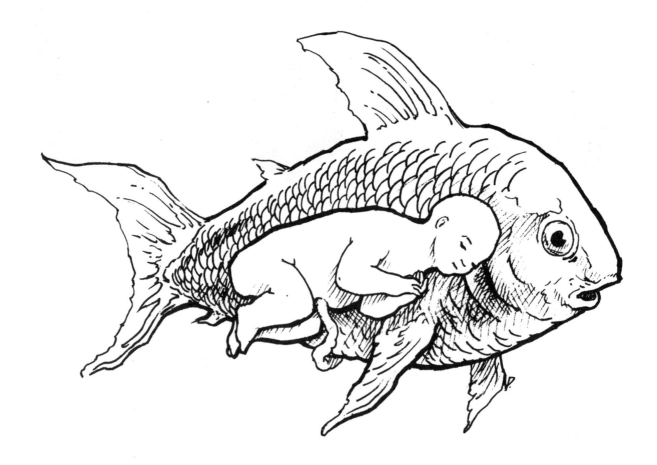

22 FLUTUANDO

FIGURA VINTE E TRÊS. O rastejamento é extensão e desenvolvimento dos movimentos básicos de natação. Implica extensão da coluna com um braço e uma perna, e flexão simultânea do pescoço. Ao mesmo tempo, a outra perna desliza, empurra, puxa, retém, pára. Isso é equilíbrio. Empurrar para longe da superfície — puxar para a superfície —, incorporar a nova superfície. O bebê se estende, enquanto uma das extremidades se afasta e a outra se recolhe. Os músculos esqueléticos começam agora a se tornar ativos, canalizando as ações básicas dos tubos internos. Têm início as conexões entre os músculos e o cérebro.

35
Criação

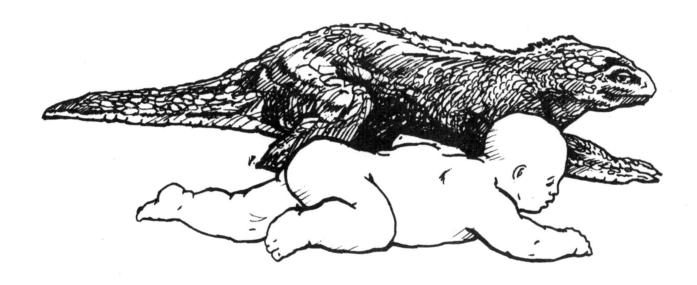

23 RASTEJANDO

FIGURA VINTE E QUATRO. O engatinhar depende de organizações prévias: parto, amamentação, rastejamento. A rotação envolve a formação de pressão, extensão, e o uso do peso da bolsa pélvica ou da cabeça para girar, alongar e gerar pressão. O engatinhamento envolve o domínio de braços e pernas — empurrar para cima, equilibrar e mover para a frente. À medida que o cérebro se desenvolve, o bebê ensaia ou pratica a organização necessária para ficar ereto — usando cabeça, olhos, boca, mãos, rosto, membros e tórax. Enquanto o rastejamento é basicamente uma atividade vinculada à motilidade, o engatinhamento é o uso consciente dos músculos esqueléticos.

O engatinhamento aumenta a independência. Os primórdios da linguagem acompanham o engatinhamento, um instrumento a mais para superar a impotência. O engatinhamento também libera a cabeça para sondar o ambiente, estimulando uma organização do espaço que leva ao sentar. Ele possibilita o levantar. A criança pratica o retesamento das pernas e, pouco a pouco, pede ajuda dos pais para dominar o uso dos músculos voluntários. A pulsação começa a mudar, e as marés de motilidade dão origem a movimentos cinéticos. O engatinhamento aproxima das funções típicas dos mamíferos, como agachar, cair, usar os braços para equilibrar e ter a estabilidade necessária aos primeiros estágios do andar.

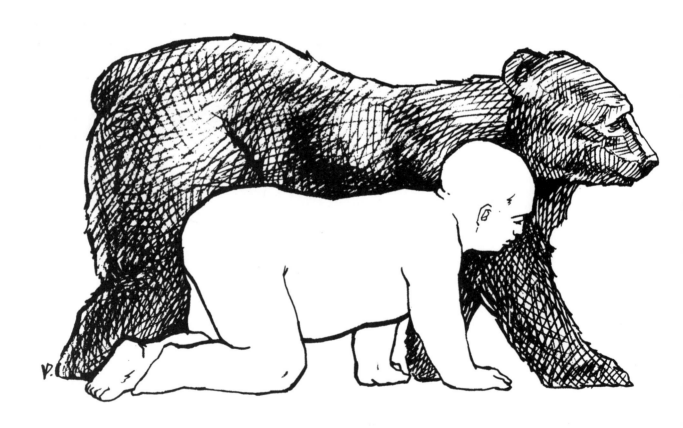

24 ENGATINHANDO

FIGURA VINTE E CINCO. Os seres humanos organizam o mundo a partir de uma posição de cabeça erguida, na qual a frente do corpo fica exposta ao ambiente. O movimento agora é para baixo e para cima, para a frente e para trás. Nessa posição, os sentidos da face, os receptores de pressão e temperatura recebem um aumento de estímulos. Com as partes sensíveis mais expostas, aumenta o conhecimento humano do mundo. Ao mesmo tempo, são exigidas novas posturas de defesa, como flexão dos músculos do peito e do abdômen. Ficar em pé envolve o retesamento das pernas e da coluna, para alcançar a postura ereta, o uso dos braços para propulsão, o equilíbrio do peso nos pés e a rotação dos quadris e dos ombros em torno da coluna. Assim, para ficar em pé, as pernas empurram para baixo e os braços esticam para a frente, para alcançar o mundo. Ficar em pé envolve o domínio vertical dos movimentos de natação. A criança empurra e puxa através de um meio gasoso.

Nessa transição ulterior da motilidade para o movimento, há um diálogo entre espontaneidade e controle. Reflexos internos são gradativamente substituídos por níveis externos de controle. Se os movimentos mecânicos volitivos dominarem a atividade, a ação se assemelha à de um robô, com pouca experiência interior. Se os sistemas volitivos forem mal integrados, os movimentos controlados são afetados. Os impulsos dominam.

Essa progressão da motilidade flutuante à interação voluntária contém sentimentos de medo, alegria, frustração, realização de metas, prazer com o jogo, contato. O nascimento psicológico e emocional é paralelo ao desenvolvimento motor, aumentando cada vez mais nosso senso de "eu", um sentido de asserção, o conhecimento de nossa organização para traduzir a peristalse pulsátil em ações voluntárias. Este é o drama.

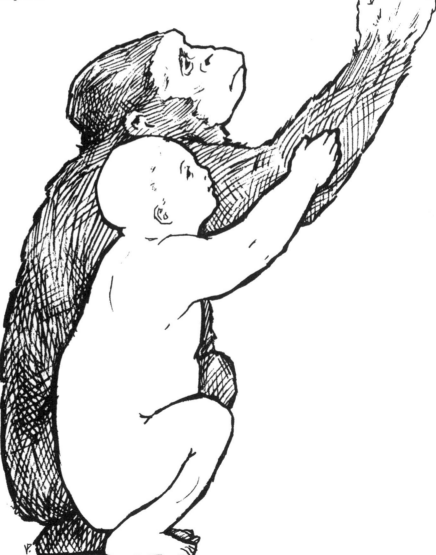

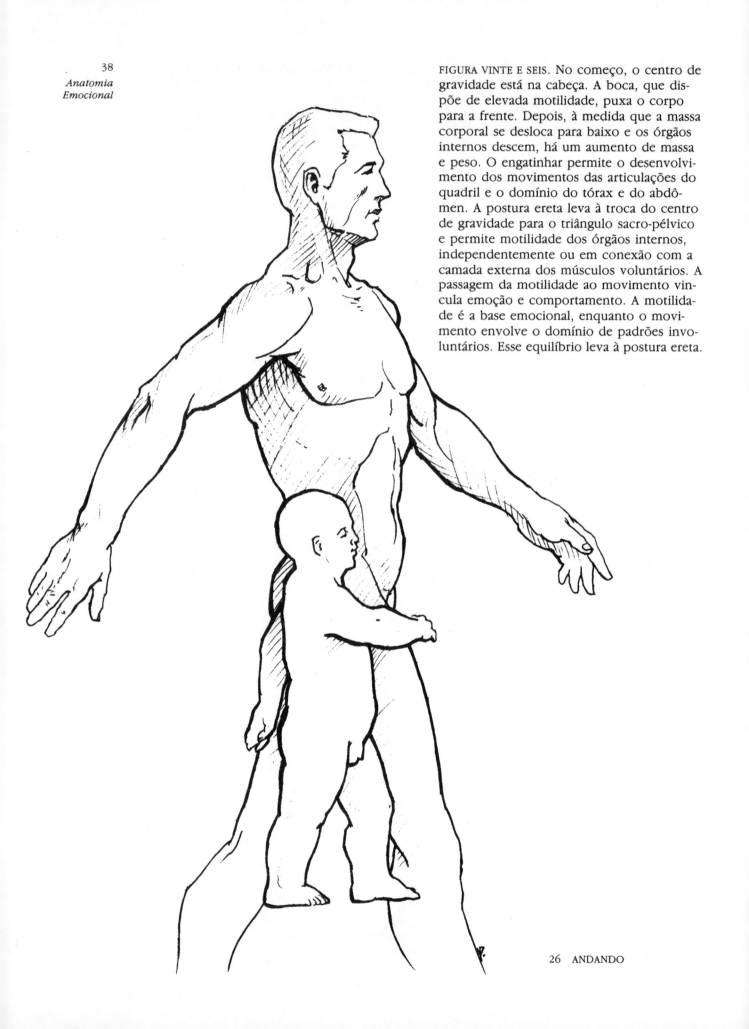

FIGURA VINTE E SEIS. No começo, o centro de gravidade está na cabeça. A boca, que dispõe de elevada motilidade, puxa o corpo para a frente. Depois, à medida que a massa corporal se desloca para baixo e os órgãos internos descem, há um aumento de massa e peso. O engatinhar permite o desenvolvimento dos movimentos das articulações do quadril e o domínio do tórax e do abdômen. A postura ereta leva à troca do centro de gravidade para o triângulo sacro-pélvico e permite motilidade dos órgãos internos, independentemente ou em conexão com a camada externa dos músculos voluntários. A passagem da motilidade ao movimento vincula emoção e comportamento. A motilidade é a base emocional, enquanto o movimento envolve o domínio de padrões involuntários. Esse equilíbrio leva à postura ereta.

26 ANDANDO

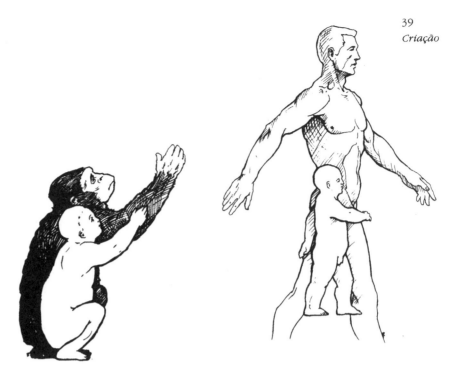
39
Criação

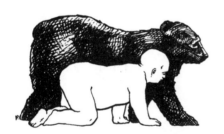

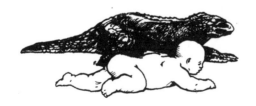

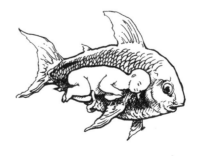

27 DO INSTINTO À VOLIÇÃO:
AS CAMADAS DA CONSCIÊNCIA

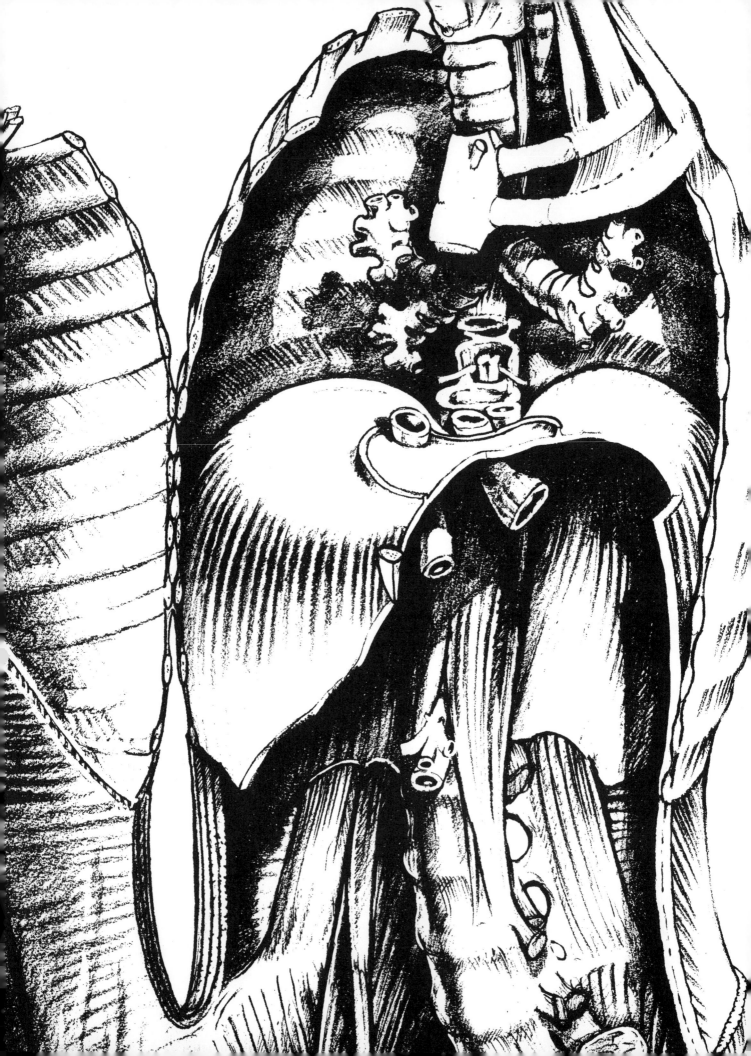

dois

o projeto do corpo

O CRESCIMENTO OCORRE segundo um princípio geral de organização. Não é um processo ao acaso. Esse princípio organizacional envolve um projeto corporal que estabelece uma forma genética, pessoal e social. O projeto do corpo é revelado pelo modo como crescemos embriologicamente. Uma célula circular evolve para um tubo, que se organiza vertical e horizontalmente, com um interior e um exterior; uma bola torna-se uma série de camadas e compartimentos. Esses compartimentos inflam para se tornarem bolsas — as cavidades oral, torácica e abdominal-pélvica. Esse tubo-bolsa multiestratificado estica, encolhe, pulsa e começa a se preencher.

Essa compartimentalização e essa estratificação, a partir das quais os órgãos se desenvolvem, são fundamentais para o projeto organizacional do corpo. Os tubos se inter-relacionam para formar bombas, as quais impulsionam os materiais da vida e mantêm a motilidade da existência. A pulsação atua como uma membrana móvel, que infla e encolhe para criar três paredes — uma externa, uma interna e uma intermediária entre esses dois mundos. O projeto do corpo, em sua forma simples, é construir espaços e estruturas para manter a pulsação, de modo a possibilitar atividades especializadas.

A parede externa do corpo entra em contato com o ambiente. Essa camada externa ou tubo é para informação, proteção e estabelecimento de um limite entre os mundos interno e externo. Ela tem um vínculo íntimo com o sistema nervoso central, camada neural que compartimentaliza, separa, divide e comunica. A camada externa é chamada de camada ectomórfica. A camada intermediária, ou mesomórfica, contém a estrutura muscular de sustentação — músculos, ossos, cartilagens e tendões. Essa camada intermediária dá suporte aos tubos externo e interno. A camada mais profunda é a endomórfica, que inclui a parede interna do corpo e as cavidades e sistemas orgânicos de digestão, assimilação e respiração. Essas são as camadas funcionais do corpo. Essas três camadas são como envelopes — neural, muscular e orgânico — e estão ligadas umas às outras pelos líquidos do corpo. Há, além dessas, uma camada ou rede hormonal que consiste nos líquidos que geram e regulam nosso crescimento, reprodução, transmissão de informações, sentimentos, substâncias. Essa camada mais profunda é o fluxo invisível dos hormônios, na qual complexos fluidos mantêm ou incentivam comportamentos específicos. O projeto corporal, portanto, consiste, na verdade, de quatro camadas: três visíveis e uma invisível.

Esses tubos e camadas têm graus variados de pulsação e flexibilidade. Eles se relacionam entre si e dão origem a certas experiências. Da camada neural nasce a linguagem do toque, das sensações, sons, sentidos externos, temperatura. Essa camada pensa em termos de luz e contato de superfície, imagens e movimento. A camada muscular pensa em termos de elasticidade, pressão, compressão e ritmo. A camada interna dos órgãos pensa em termos de liquidez e motilidade, ondas de contração e expansão. A camada hormonal pensa em termos de variadas qualidades de excitação e de seu despertar, fogos que crepitam ou são abafados.

A estrutura humana como tubos e bolsas, camadas e compartimentos, paredes e espaços, cria um bombeamento: a bomba dos músculos e ossos, a bomba das vísceras internas e a bomba neuro-hormonal. O bombeamento gera a pressão que organiza os espaços do corpo para manter sua integridade estrutural. Essa pressão também reflete um estado interno e gera sentimentos que reconhecemos como nossos.

O processo somático concerne ao modo como padrões de sentimentos de bem-estar, de estresse e distresse, e de emoção são organizados como tipos específicos de pulsação. No início da vida, dentro do útero, se estabelece um poderoso padrão pulsátil entre a mãe e o embrião. Esse padrão sustenta o fluxo de sangue através do cor-

dão umbilical; depois, começa a se propagar e dá suporte à vida do embrião, à medida que ele gera tubos para canalizar os fluidos trocados com a mãe. A pulsação é responsável pela criação e manutenção dos espaços; é uma morfologia cinética básica, que gera forma.

A motilidade deve ser observada por dentro; é a vitalidade do padrão pulsátil, a força e a intensidade das pulsações dos órgãos que dão energia e identidade pessoal. A verdadeira identidade não surge sensorialmente, dos padrões de movimento muscular ou da aprovação dos outros, mas, antes, da qualidade da sensação das ondas pulsáteis internas dos músculos lisos dos órgãos. Os sentimentos e as sensações, provenientes de nosso interior nos dizem: ''Isso sou eu''. A auto-imagem baseia-se em padrões de sensação que vêm do interior; é a geometria dessas sensações, provenientes de nosso processo, fomes acionadas pelo sistema nervoso e pelo sistema muscular-esquelético, que gratifica. Conhecemo-nos de dentro para fora.

Nos espaços internos do crânio, tórax, abdômen, pélvis e naqueles onde se acumulam e se movem os líquidos (útero, bexiga, rins, cérebro), encontram-se as mais profundas funções da vida. Ali acontece a reprodução, a água se purifica, os alimentos se transformam, o sangue se eletrifica, as sensações de motilidade se tornam padrões de pensamento. Quando esses espaços perdem sua integridade funcional, muda a qualidade da digestão, da sensação e do pensamento. Assim como um tumor comprime e desloca os tecidos que estão à sua volta e perturba seu funcionamento normal, quando os espaços internos se tornam densos, entram em colapso ou resistem à pressão, há uma mudança na qualidade das sensações e pulsações que constituem a auto-identidade. O resultado é fadiga e incapacidade para manter uma forma humana, uma forma de vínculo com o mundo.

O metabolismo interno é uma forma de pensamento. A forma de pensamento precede as palavras; é um processo transmitido por tradição genética. Uma única célula, de certo modo, é um cérebro. Ela pulsa, expande e retrai, e reflete sobre a natureza da resistência que encontra no exterior e sobre os tipos de pressão que tem que gerar em seu interior. A regulagem da pressão pela célula estabelece os limites de sua expansão e contração, o modo como ela constrói o mundo interno para se opor ao mundo externo. Assim, a célula pensa sobre sua própria forma e sobre o mundo: com muita ou pouca pressão. A célula gera sensações e responde, ela se dá ao mundo. Se há um conflito entre a pressão interna e a pressão externa — deve se expandir ou se contrair? —, cria-se uma pausa ou sinapse, como inibidora da ação. Essa formação do organismo em camadas internas é uma forma de memória — parar, esperar, expandir. Isso é pensamento organísmico.

FIGURA VINTE E OITO. A organização e o desenvolvimento de tubos e cavidades. A organização de uma cavidade começa na bola embrionária, com a organização de uma dimensão no espaço antes inexistente. Os tubos externo, intermediário e interno se formam e se desenvolvem. As cavidades evoluem para bolsas, com suas decorrentes passagens. Revela-se o projeto corporal de tubos, camadas e bolsas.

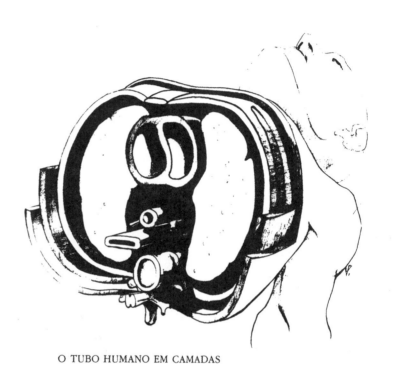

O TUBO HUMANO EM CAMADAS

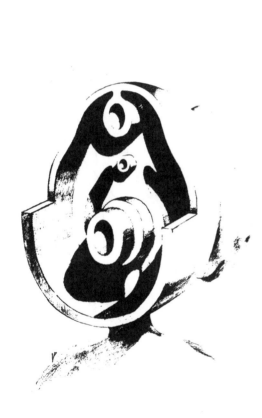

TRÊS TUBOS

BOLSA EM TRÊS CAMADAS

FIGURA VINTE E NOVE. Um corte transversal para a visualização do desenvolvimento de tubos e camadas. Há uma estrutura densa, um espaço e uma outra membrana elástica. O desenvolvimento embriológico transforma essas três camadas na complexa forma humana: a parede externa do corpo, a aorta, o coração, os pulmões, a espinha, a camada muscular. Todos influem na expansão e contração. Imagine esse tubo sofrendo uma pressão tanto interna quanto externa — se houver excesso de pressão interna, ele infla, desfigurando seus limites; com excesso de pressão externa, ele se torna compacto; com pouca pressão, ele entra em colapso.

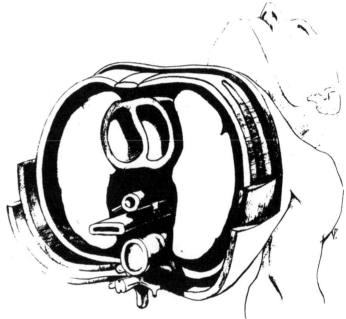

29   O TUBO HUMANO EM CAMADAS

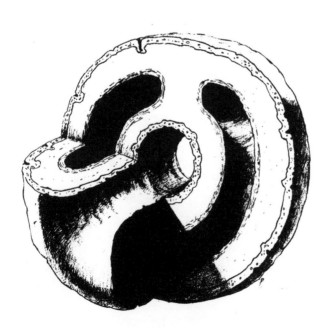

FIGURA TRINTA. Os tubos como canais alongados, com um espaço central para nutrição e respiração, uma camada intermediária para suporte e uma camada externa para comunicação e informação.

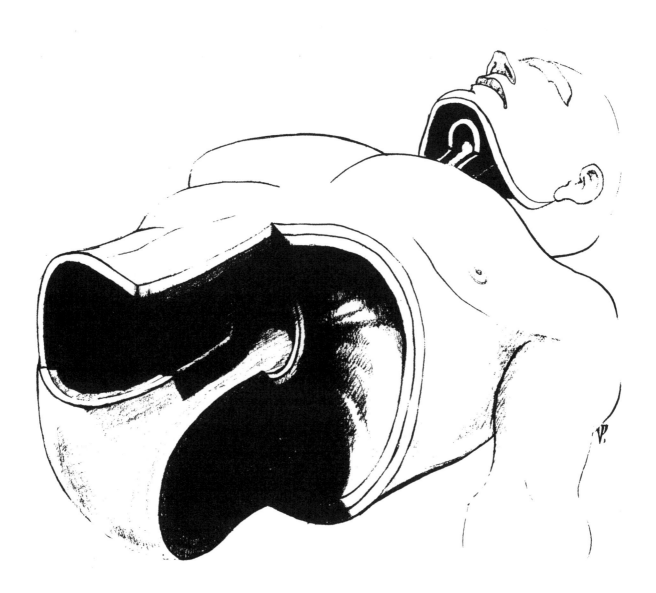

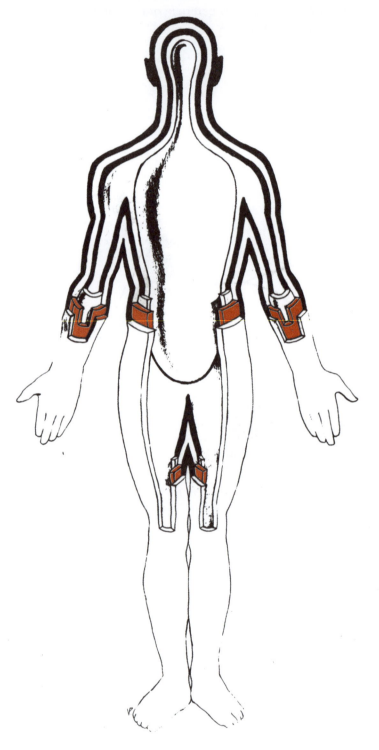

FIGURA TRINTA E UM. O princípio da disposição em camadas. Nas imagens da existência somática, as camadas de pele, fáscia, músculos, sangue, ossos, tecidos neural e digestivo têm um denominador comum: o tubo. Uma cavidade envolvida por camadas de vários tecidos dá suporte ao bombeamento básico — função pulsátil que é diferente em cada área. O projeto corporal geral é o de tubos dentro de tubos.

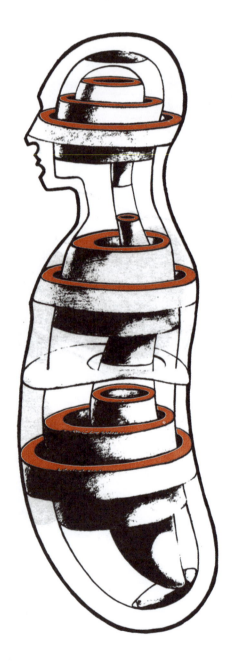

31 TUBOS: DISPOSIÇÃO EM CAMADAS E BOMBEAMENTO

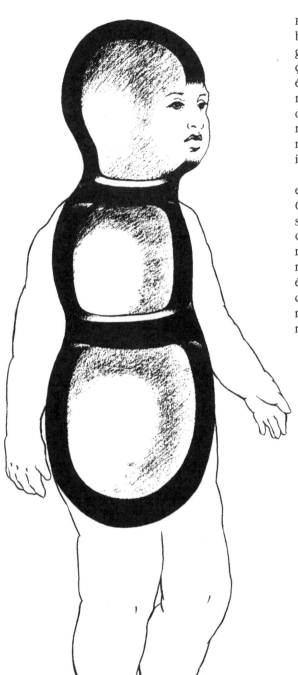

FIGURA TRINTA E DOIS. Compartimentos ou bolsas para funções especializadas. Os órgãos são circunscrições específicas de funções gerais. O coração bombeia sangue, mas é uma especialização de uma função corporal total. O cérebro se estende para todo o organismo por meio dos sistemas espinhal e nervoso. O sistema digestivo inclui não apenas o estômago, mas todo sistema de órgãos internos.

Em cada uma dessas bolsas há expansão e contração, produzindo um bombeamento. Cada bolsa tem um padrão diferente de pulsação. O bombeamento do cérebro difere do bombeamento do coração; o bombeamento dos intestinos é diferente do dos músculos. Portanto, o projeto corporal geral é de bolsas, camadas e tubos, com uma boca ou extremidade de absorção, uma extremidade de saída, e um meio para processamento — tudo funcionando como bomba.

47
O projeto do corpo

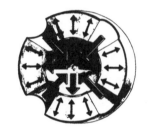

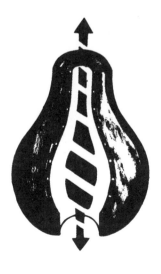

32 BOMBEAMENTO VERTICAL: COMPARTIMENTOS E ESFÍNCTERES

FIGURA TRINTA E TRÊS. A interação dos componentes do projeto corporal cria um efeito de sanfona. As bolsas, articuladas aos vários diafragmas (pescoço, tórax, crânio e soalho pélvico), ajudam a regular a pressão, da cabeça à ponta dos pés, de um lado a outro. A função de sanfona mantém a pulsação segmentar e longitudinal.

FIGURA TRINTA E QUATRO. Pulsação — a verdadeira força que sustenta a verticalidade. O ser humano fica ereto porque é uma sanfona vertical, um fole móvel.

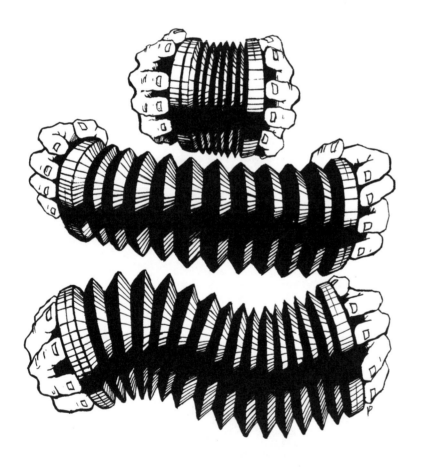

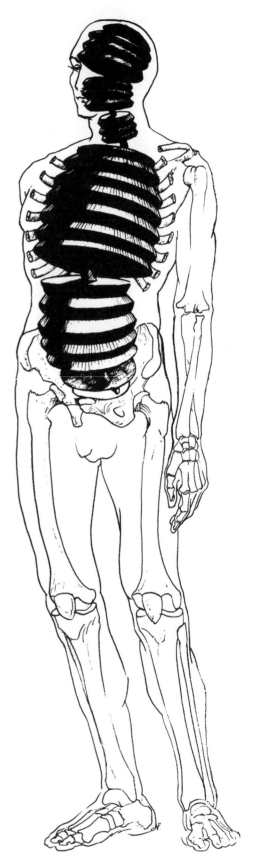

33 A SANFONA   34 O HOMEM SANFONA

músculos

Os músculos e seus vínculos com o movimento podem ser facilmente observados sob a pele. Eles reagem instantaneamente à experiência. Sentimo-nos retesados em situações tensas ou experimentamos uma certa agitação no coração, como medo ou alegria. Os músculos permitem um contato imediato com a realidade: externamente, pela ação do esqueleto, e internamente, pelo aumento ou redução do batimento cardíaco e da atividade do sistema digestivo.

O que distingue os organismos vivos é sua capacidade de resposta. Uma propriedade geral do protoplasma é a contratibilidade, acompanhada de excitabilidade. Isso propicia uma força motora efetiva. As células musculares se especializam em contração e alongamento. Grupos de células formam pacotes alongados, que são então agrupados ou reunidos num feixe. Por aumentarem em comprimento e profundidade, eles adquirem uma força vigorosa para puxar, empurrar, para compressão contínua, atividade rítmica contínua ou para ações longas e lentas, como ondas.

Uma vez que os músculos estão ligados a todas as camadas do cérebro e da medula espinhal, seria possível, conceitualmente, considerar cérebro e músculos um único órgão. Nesse sentido, os músculos são nervos grossos. O vínculo entre músculos e cérebro é o responsável pelo desenvolvimento pessoal e social. É parte de um *continuum* a serviço da necessidade orgânica de sobrevivência e ação social e individual. Este capítulo, embora trate de uma descrição anatômica, discorre também sobre analogias psicológicas, a cartografia dos nossos cérebros. Os músculos são os responsáveis pelo movimento. Na porção occipital do cérebro e em sua seção especializada para o movimento, o cerebelo, reconhecemos os padrões de ação. Eles são considerados amistosos ou não, por intermédio das emoções do mesencéfalo ou das aprendizagens associadas ao córtex.

O que são os músculos? São a primeira parte do processo geral da vida organísmica, sustentando a postura, executando ações e provendo informações sobre auto-identidade e limites. Os músculos capacitam para papéis sociais e gestos. Em resumo, eles são importantes porque representam uma função geral — assegurar o movimento tanto da estrutura total quanto das substâncias internas.

Há três tipos de músculo, dois deles relacionados à estrutura. Os dois primeiros são o estriado esquelético e o estriado cardíaco. O outro é o músculo não-estriado liso ou músculo dos órgãos. Os músculos esqueléticos ou voluntários estão associados à vontade, embora isso possa ser ilusório. Esses músculos envolvem o esqueleto. Vestem o esqueleto e aderem a ele como uma roupa, tanto nas camadas profundas quanto nas superficiais. A estratificação muscular inclui as fibras dos pequenos músculos do esqueleto, que regulam a postura, e os músculos anti-gravitacionais, inclusive os interaxiais, o intertorácico e o exoaxial, assim como os dos membros e aqueles que unem os membros e as costas à coluna. A maior parte desses grupos podem ser controlados. Ao mesmo tempo, estão profundamente ancorados em reflexos programados. Exemplo disso é a contração-flexão provocada pelo medo. Os músculos estriados são especializados em ações rápidas, mas podem também trabalhar em velocidades mais rápidas ou mais lentas.

Os músculos esqueléticos estriados têm fibras rápidas pálidas e fibras lentas vermelhas, com maior quantidade de hemoglobina. As fibras rápidas agem em situações que exigem ação rápida, como uma resposta imediata provocada por um susto. As fibras lentas se encarregam de posturas e atitudes sociais que proporcionam sensação de estabilidade e confiabilidade. Os músculos rápidos e lentos são apenas parte de um *continuum*. Há também fibras intermediárias. Muitas vezes, há conflito entre respostas rápidas e respostas lentas. As camadas de contração muscular lutam entre si, estabelecendo um conflito básico para a personalidade. Os níveis mais profundos, geralmente, resistem à mudança. Eles representam o mecanismo homeostático. Padrões musculares profundos ou lentos representam nosso *self* estável. Alterações nesse âmbito requerem mudanças de relação. Reaprendizagem emocional não deve ser confundida com relaxamento muscular para o grupo de ação rápida.

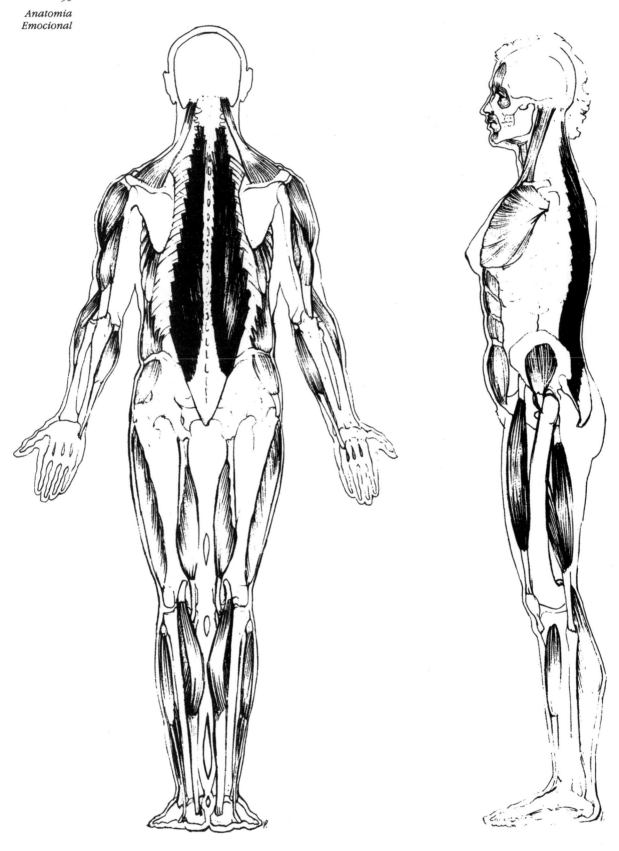

35 BOMBA MUSCULAR ESQUELÉTICA:
VISTA POSTERIOR

36 BOMBA MUSCULAR ESQUELÉTICA:
VISTA LATERAL

FIGURAS TRINTA E CINCO E TRINTA E SEIS mostram as camadas musculares superficial e profunda. O músculo cardíaco representa um domínio interno, porque o coração e os principais vasos sanguíneos estão nas profundezas do tórax e da cabeça, embora se ramifiquem pela superfície do corpo. O músculo cardíaco é estriado. Isso significa que tem uma série de pontes de interligação. Essas pontes ligam as células do coração entre si, para que não haja interrupção nas correntes elétricas. Os músculos do coração são como uma rede social de amigos. Procuram disseminar e facilitar o fluxo das correntes de excitação e manter um ritmo de auto-regulagem. O coração é influenciado pelos nervos autônomos, que imprimem tempos à velocidade de contração e mesmo amplitude, como resposta a diversas situações, especialmente estados emocionais. A árvore cardiovascular, com sua enorme estação central, ilustrada na FIGURA TRINTA E SETE é, na verdade, uma gigantesca bomba, que expande, contrai; recebe e expele.

Os músculos lisos são influenciados pelos nervos autônomos, mas organizados de modo menos favorável para pulsações sofisticadas. O que eles fazem melhor é produzir uma onda longa, lenta, uniforme, como a do coração, ao bombear sangue ou como a dos músculos estriados ao encurtarem para realizar um trabalho. Essas ondas longas e lentas podem ser vistas em todos os tecidos viscerais, vasos sanguíneos, dutos hormonais, intestinos, tubos urogenitais. Ondas estáveis de contração são necessárias para mover substâncias ao longo de um tubo ou para expeli-las. Os melhores exemplos podem ser observados no esôfago ou no útero.

Os músculos estriados mostram a eficiência do *continuum* de elasticidade do tecido muscular. Os músculos estriados terminam em colágeno, fáscia pesada, tendões e ossos, numa seqüência cada vez menos elástica. Assim, há uma redução da capacidade para produzir e tolerar pressão. Isso permite graus controlados de contração sobre uma ponte de tecidos, que vai do mais flexível ao menos elástico. A força é transmitida da alta motilidade para a baixa motilidade. No caso dos músculos liso e cardíaco, a força é transmitida contra si e contra aquilo que foi incorporado: sangue ou alimento. Assim, essa compressão é limitada pelo conteúdo.

O projeto do corpo

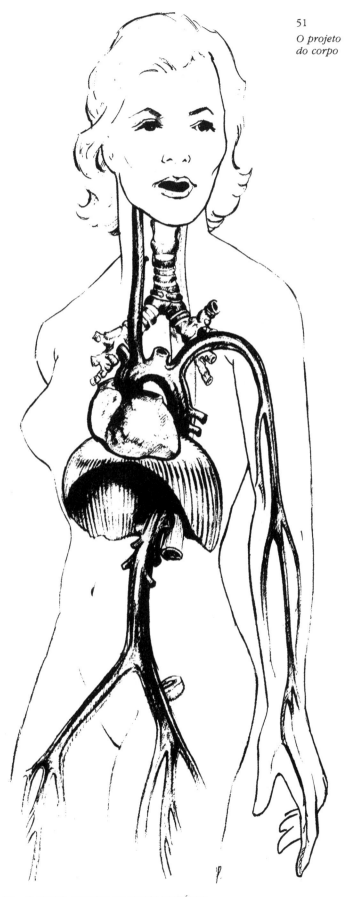

37 O TUBO MUSCULAR INVOLUNTÁRIO: MÚSCULOS CARDÍACO E BRONQUIAL

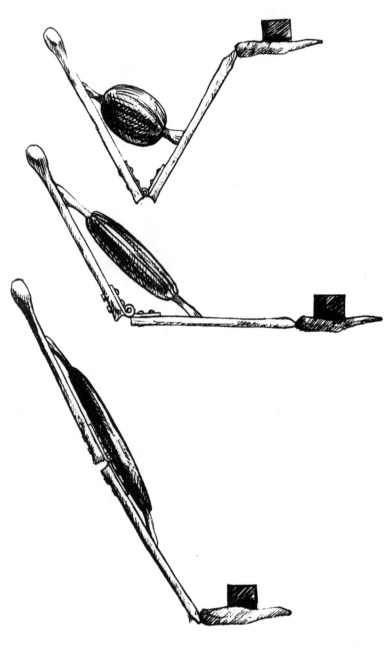

Essa categorização dos músculos, por tipo e por função, enfatiza a ação muscular de bombeamento. Ao longo deste livro, chamamos esse movimento de sanfona. A abertura e o fechamento dos músculos é um *continuum* de expansão e contração variando entre o máximo e o mínimo. Na expansão e na contração não há nenhum talvez, mas apenas quantos feixes de fibras estão envolvidos. Essa expansão-contração é uma bomba que tem muitas variações. O funcionamento da bomba muscular é ilustrado na FIGURA TRINTA E OITO. O músculo se estende e se contrai, numa função hidráulica que gera pressão por encurtamento. O encurtamento requer um alongamento. Assim, os músculos que encurtam, por sua vez, alongam o membro oposto. O bíceps se estende até certo ponto; aí interfere o reflexo de extensão, encurtando-o e revertendo o processo. Essa é uma resposta antagônica, mais ou menos como num sistema de polias, em que um lado encurta e o outro se alonga. Com esses movimentos, a pressão é gerada, contida e dissipada. Podemos buscar, trazer para perto e segurar.

Os três tipos de músculo recorrem a três padrões de bombeamento: a cadência rítmica contínua da bomba cardíaca, incessante, que se altera apenas em velocidade e amplitude; a onda longa, uniforme, contrátil, lenta dos músculos lisos, que varia apenas em intensidade e duração; e as duas ondas dos músculos estriados: a fásica, rápida, de ação limitada observada no bíceps, ou a de longa duração, estável, de ação contrátil da coluna vertebral e dos músculos antigravitacionais. Esses diferentes bombeamentos, rápidos e agudos, uniformes e suaves, rítmicos e persistentes, criam um padrão contínuo de pulsação. Esse padrão é um sentimento que reconhecemos como nossa identidade. Nós nos reconhecemos nas ondas de sensação que mantêm nosso fluxo constante; na batida rítmica do coração; na sensação interna dos intestinos e dos pulmões, que se movem para dentro e para fora; e na sensação geral da parede corporal que se expande e se contrai.

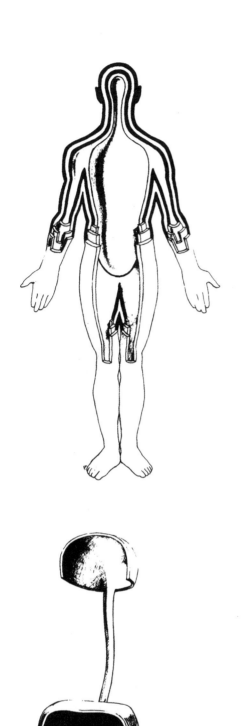

FIGURA TRINTA E NOVE. As camadas e o bombeamento musculares demonstram uma vez mais que somos uma estrutura em forma de tubo, com uma camada muscular externa compensada por camadas musculares mais profundas. A figura 39 mostra essa estrutura em forma de tubo circunscrita por camadas. Para facilitar a eficiência nas estações de bombeamento, a estrutura é segmentada em cabeça, tórax e abdômen, e compensada pelos diafragmas do pescoço, cintura, etc. Quando uma onda se move pelo organismo, há uma compressão, tanto longitudinal quanto circular. Há um alongamento e uma compressão, e uma ritmicidade que estreita, expande e sustenta a pressão, na medida do necessário.

Os músculos nos dão a sensação de contenção e controle, tanto no que se refere a nós quanto aos outros. Quando os músculos e seu bombeamento estão rígidos devido ao medo, densos por desafio, inchados por falso orgulho, ou em colapso por falta de suporte, nosso amor-próprio se debilita, nosso autodomínio se enfraquece e nosso domínio do mundo é afetado.

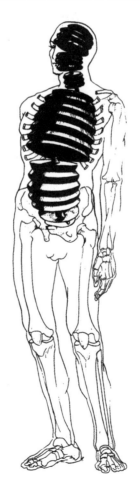

39 BOMBEAMENTO GENERALIZADO E ESPECÍFICO

OSSOS

Os ossos dão apoio e firmeza. Os ossos são tubos vivos, estruturas alveolares, por dentro como favos de mel, revestidos por células densas, compactas. Com esse arranjo, o corpo é capaz de suportar tremendas pressões, compressões e tensões. Os ossos têm um rico suprimento de nervos em sua superfície e, assim, podem sentir dor. Os ossos transmitem peso e dão origem a uma sensação de força interna. Todos os músculos estão ligados aos ossos e os movimentam. O arcabouço esquelético dá suporte aos tubos e, além disso, pode se movimentar, de tal modo que não somos apenas robôs estáticos no espaço. Para construir uma imagem corporal por meio dos nervos proprioceptivos, os ossos se movem em seus encaixes e articulações. Isso permite avaliar a transmissão de peso de um segmento para outro e é a base da capacidade para receber pressão.

Os ossos desempenham um outro papel. Dão proteção às delicadas estruturas que mantêm intato o oceano pré-histórico onde as células sanguíneas se oxigenam e as células brancas propiciam imunidade e autoreconhecimento. Essas células nascem, incubam e crescem dentro do labirinto interno do osso. Quando maduras, elas substituem as velhas guerreiras e operárias, ou, se preciso for, se multiplicam para repelir uma invasão.

A mãe dá suporte a seu filho porque seus ossos jovens ainda não enrijeceram suficientemente. Se, durante a infância, não recebemos esse suporte de nossos pais, tentamos obtê-lo usando músculos contraídos para sustentar os ossos. Quando esse artifício falha, sentimo-nos em colapso e carentes de um sentimento interno de confiança. Severas contrações musculares vão deformar os ossos, da mesma forma que uma grave falta de tônus muscular pode levar à perda de sua função de suporte.

Os ossos são também bombas vivas. São redes densas e compactas de tubos que dão forma e sensação. A FIGURA QUARENTA mostra a função dos ossos.

Eles não estão em contato direto uns com os outros, mas se interligam por articulações. As superfícies das articulações ósseas têm um interior líquido e outro semilíquido, como mostra a FIGURA QUARENTA E UM. Isso permite que se forme um espaço que constitui uma bomba. A expansão e a contração criam mudanças espaciais nesses espaços. Esse bombeamento ajuda na circulação dos fluidos espinhais e de outros tecidos, formando um *continuum* de tecidos com muitos níveis de pressão, de movimentos rápidos a lentos. A bomba óssea carrega peso, controla velocidade e movimentos e dá origem a sensações de compressão e coesão interna.

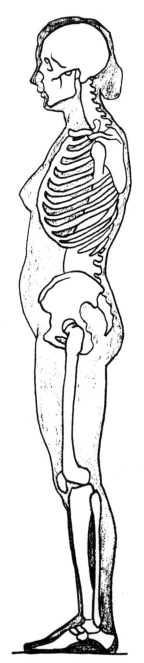

40 A BOMBA ÓSSEA

41 A BOMBA ÓSSEA E ARTICULAR

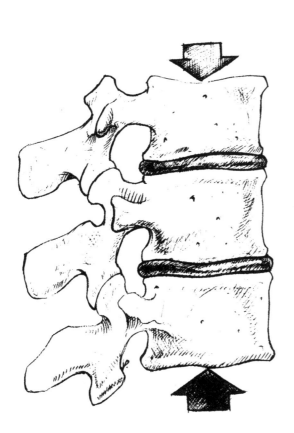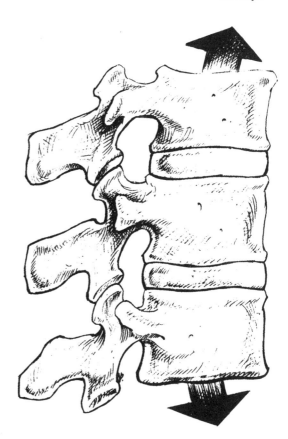

Ossos excessivamente rígidos ou frágeis são retratados na FIGURA QUARENTA E DOIS. Os ossos podem aumentar sua capacidade para receber pressão e peso e, desse modo, transferir a função de suporte dos músculos e órgãos de volta para os ossos, cartilagens e tendões. Isso aumenta a sensação de densidade e segurança da estrutura interna.

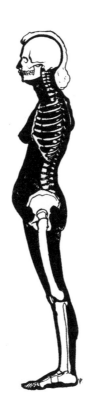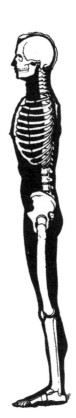

42 OSSOS: FRÁGEIS E RÍGIDOS

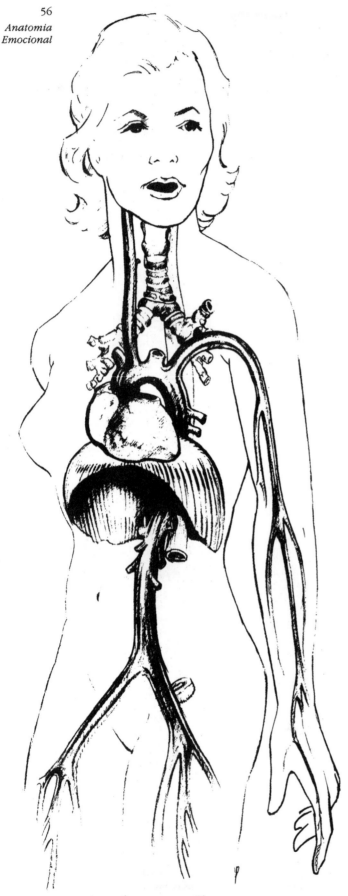

43 A ÁRVORE SANGÜÍNEA

Quando as articulações sofrem dano ou uma doença, como artrite, os espaços se alteram ou se obliteram. Isso pode acontecer também em condições persistentes de irritação reprimida ou medo. O enrijecimento compacta o organismo, eliminando os espaços da bomba. As sensações de alongamento, alcance e contração se perdem. A sensibilidade reduzida afeta a imagem corporal e o sentimento de se mover com confiança. As estruturas frágeis ou congeladas têm dificuldade para sentir a motilidade ou o suporte internos; a perda de integridade óssea provoca sentimentos de fragmentação interna. Pais que não carregam os filhos ou não dão suficiente continência nos primeiros meses podem levar a criança a enrijecer os músculos para obter uma sensação de suporte. Se, quando adultas, essas pessoas tentarem relaxar suas contrações musculares, sentirão muita ansiedade, porque lhes falta a sensação de suporte interno em seus ossos e articulações.

a árvore sangüínea

O sangue é um fluido eletrificado que recebe marés de impulso do coração e seus vasos. A circulação sangüínea é uma função generalizada com um órgão especializado e localizado: o coração. As trocas de sangue e gases ocorrem por todo o corpo, mas o coração é a bomba central

O coração e sua principal artéria, a aorta, enviam fluidos energizados para todo o corpo. A aorta, acompanhada pelo esôfago e pelo nervo pneumogástrico, atravessa o diafragma. Aqui se estabelece uma relação íntima entre o coração e a cúpula do diafragma; a respiração e os batimentos cardíacos se comunicam diretamente. A localização do nervo pneumogástrico também mostra que a respiração e os batimentos cardíacos dão origem a sensações que inundam todo o organismo.

FIGURA QUARENTA E TRÊS. A relação do coração com o resto do organismo e a função de bombeamento muscular. Rigidez ou fragilidade da parede muscular esquelética podem afetar o funcionamento do coração e dos pulmões e gerar sentimentos de ansiedade e inadequação. Restrições na inspiração ou expiração estabelecem enrijecimentos de várias partes da árvore sangüínea, causando diversos problemas mecânicos e emocionais.

respiração

Respirar significa reespiritualizar, vivificar. A respiração é a experiência palpável de uma ação contínua para nos mantermos ligados ao planeta. A respiração é uma forma especializada de pulsação. O *continuum* para dentro e para fora constitui os ritmos da respiração. Durante um trabalho que exige rapidez ou numa situação de tensão, nossa respiração se acelera. Quando estamos acordados e em pé, a respiração usa mais o peito. Assim, respiração e o estado desperto caminham juntos. Durante o sono, a respiração é mais lenta. Quando estamos deitados, parecemo-nos com os animais: respiramos com a barriga.

O *continuum* inalação e exalação é como uma onda. A amplitude da respiração aumenta, eleva-se até um pico e se desvanece suavemente. Ao inspirarmos, a onda emerge e vai até seu pico; depois, expiramos suavemente, fazemos uma pausa e inalamos novamente. Em estado de excitação, aumenta a intensidade da onda. Quando estamos relaxados, respiramos profundamente na barriga. Quando a vida exige, respiramos vigorosamente, recrutamos mais de nós mesmos, estendendo nossa respiração para o abdômen, pescoço e cabeça.

A respiração é uma pulsação com vários ritmos: rápido, lento, profundo, superficial. O ponto central da respiração é o diafragma, com sua câmara abdominal inferior e suas abóbadas torácica superior e craniana. A varredura dos músculos respiratórios mantém constante o fluxo de gases e de pressão. Os bebês respiram com a parte de cima do corpo, barriga, peito e cabeça. À medida que crescemos, a pélvis tende a se envolver nesse processo; coordenamos a respiração com o rastejar, engatinhar e andar.

Mais importante: a respiração é uma pulsação básica que revela uma atividade somática e emocional. A respiração é uma bomba com uma completa expansão e contração organísmica de 18 a 22 ciclos por minuto. A respiração vai da cabeça à ponta dos pés, como uma atividade difusa e constante. Pode ser comparada ao padrão do coração, como uma contração espiral total, que se desenrola e se preenche; um preenchimento e esvaziamento separados, mas sincronizados, das câmaras superior e inferior. Assim como batimentos cardíacos arrítmicos estabelecem uma circulação deficiente, também uma respiração incompleta pode dar origem a sentimentos de sufocação, derrota, impo-

tência e medo. Uma vez que os batimentos cardíacos e a respiração são interligados, eles se influenciam mutuamente. Quando o coração falha por falta de energia, o trabalho da respiração aumenta, para compensar a diferença. Quando a respiração está fatigada, aumenta o trabalho do coração.

A função da respiração consiste em captar, transportar e expelir gases. Para isso, forma-se um tubo entre o interior do corpo e o ambiente; ao mesmo tempo, há uma conexão tubária dentro do corpo. Essa arquitetura tubária desenvolve-se das estruturas microtubulares da vida intercelular para o sistema umbilical e, finalmente, para o sistema respiratório maduro. O corpo inteiro é um tubo que pulsa em ondas de expansão e contração na respiração. Se esse tubo não for flexível, com um amplo espectro de motilidade, ficamos limitados tanto em termos das ações que podemos perseguir quanto dos sentimentos que permitimos que emerjam. A riqueza de nosso pensamento e de nossa imaginação é afetada. Se os músculos não recebem sangue ou oxigênio suficiente, nossa ação torna-se limitada. Se o cérebro sofre falta de oxigenação, tornamo-nos apáticos, insensíveis, desatentos. Se, por outro lado, o cérebro recebe oxigênio em demasia, como nos estados de ansiedade, somos impelidos a agir. Portanto, a pulsação tubária e a respiração são mais do que atos anatômicos: são estados de espírito.

Em suma o movimento da respiração reflete os poderosos padrões arquetípicos que têm raízes no fluxo e refluxo e na pulsação básica das células. A pulsação básica pode ser vista constantemente em todos os tecidos vivos.

a anatomia da respiração

Respiração é bombeamento e canalização de fluidos, tais como gases e vapores. A respiração, como bombeamento, é afetada pela estrutura tubária. Embriologicamente, a respiração surge no tubo endodérmico, onde predomina a função de fornecer energia, e onde o alimento deve ser oxigenado para suprir combustível para um intenso crescimento. O tubo digestivo e o tubo respiratório emergem num mesmo local e permanecem ligados para sempre na anatomia da cabeça, boca, tórax e abdômen. A boca e o nariz fazem parte da abóbada craniana. Tubos comuns dividem-se para formar a traquéia e o esôfago, vias régias para os pulmões e para o estômago.

O projeto do corpo

A bomba da respiração-digestão, com seus tubos nos pulmões e intestinos, é auxiliada, nas funções de sugar e expelir, pelos músculos contráteis da boca, língua, esôfago, traquéia, alvéolos e diafragma. As passagens de ar compartilham um espaço comum com os órgãos da cabeça, peito e abdômen. O aumento das condições de espasticidade ou fraqueza muscular, rigidez, adensamento, intumescimento ou colapso perturbam, imediatamente, tanto a respiração quanto a alimentação. Isso ocorre independentemente da constrição ser na boca, pescoço, peito ou abdômen.

FIGURA QUARENTA E QUATRO. Respirar é aspirar, puxar para dentro, formar um espaço, reter para assimilação e troca e, depois, expelir. Envolve um aumento e uma redução da pressão torácica. Inspirar se assemelha ao sugar, e a expiração não é uma ação tão passiva quanto se possa imaginar. Para expelir o ar, é preciso usar os músculos do abdômen e da caixa torácica. O diafragma sobe, o peito se estreita, os pulmões se comprimem e o ar é expelido. A figura 44 mostra a mudança na direção dos músculos torácicos de respiração, e dos pólos craniano e pélvico. Isso envolve toda a parede do corpo. A respiração envolve inspiração e expiração: é como um fole.

A respiração encerra tanto uma troca externa de gases com o ambiente quanto uma troca interna de gases através dos tecidos. Isso se reflete nos ritmos básicos da respiração — uma atividade em quatro etapas:

> Inspirar
> Atingir um pico — pausa
> Expirar
> Atingir o fundo — pausa

O pico é mais curvo do que agudo, exceto em situações anormais de respiração, quando as pausas são prolongadas e os picos acontecem em espasmos ou intercalados. Isso ocorre nos soluços ou na respiração ofegante. O ritmo básico de 18 a 22 respirações por minuto mantém um padrão suave. Para dentro, esperar por uma troca; para fora, esperar por uma troca; necessidade de oxigênio, para dentro. Esse mesmo padrão acontece dentro de nós, bem profundamente, no nível celular, para alimentar o calor de nossa existência; o O^2 é bombeado para dentro, e o CO^2 é retirado das membranas celulares. Portanto, respiramos localmente no saco pulmonar e genericamente nos tecidos.

O coração e os pulmões suprem o mensageiro, o sangue, com oxigênio e impulso. O nervo pneumogástrico está ligado ao coração, diafragma, pulmões e intestinos, e estabelece uma relação recíproca entre o diafragma e o pericárdio do coração. Eles batem juntos. A amplitude do diafragma afeta a do coração, e vice-versa. Quando choramos, o diafragma toca o coração e o esôfago. Assim, a respiração, o fluxo sanguíneo e a fome estão todos entrelaçados. Os tubos de digestão e respiração dão origem a sensações de fome, de vazio, de buscar, trazer para dentro, preencher-se e expelir.

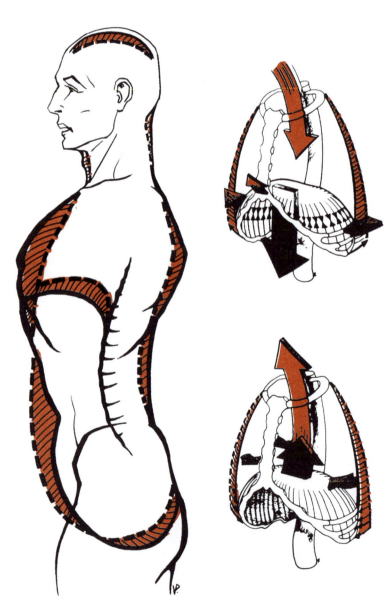

44 A DINÂMICA DA INSPIRAÇÃO E EXPIRAÇÃO

FIGURA QUARENTA E CINCO. Respirar é uma forma de extensão e contração — alongamento e expansão do tronco e do peito, seguidos de encurtamento ou espessamento desses compartimentos. Vários diafragmas auxiliam esse processo, aumentando o fluxo de pressão e concentrando-o. Na bolsa da cabeça, as camadas do crânio, a dura-máter e os ossos servem como primeiro diafragma. Esse diafragma cerebral estende-se pelo forame magno até o sacro, pelo revestimento crural da medula. A pulsação craniana tem seu próprio ritmo de 14 batidas por minuto, estabelecido pelo ventrículo e pelos fluidos espinhais. A espessa membrana da dura-máter, junto com a expansão do tronco cerebral, o revestimento protetor da medula espinhal e os músculos occipitais do forame magno, formam o segundo diafragma, que regula a pressão interna da cabeça. A língua e o palato esfenóide-etmóide e ainda o teto da boca formam o assoalho do cérebro, e funcionam como um terceiro diafragma, junto com os músculos nasofaringianos, a glote, os ossos hióide, esterno-hióide e omo-hióide e os músculos da clavícula. Esse diafragma regula o fluxo de pressão na traquéia e, pelo controle da pressão que vem dos pulmões, ajuda na postura ereta. Há aí importantes nervos sanguíneos, hormonais e cranianos.

O diafragma torácico consiste em parede do peito ou caixa torácica, músculos intercostais externo e interno, músculos intertorácicos e duas abóbadas do diafragma. Nesse espaço estão pulmões e coração, assim como as passagens ou tubos do esôfago, aorta, nervo pneumogástrico e veia cava. Esse quarto diafragma separa o tórax do abdômen. O diafragma abdominal-pélvico é formado pelo teto do diafragma, coluna lombar, ligamentos, psoas, ilíaco e soalho pélvico. É como uma rede constituída pela pélvis óssea e sacro, e pelos músculos que os acompanham. Nesse segmento estão os órgãos da digestão, excreção e sexualidade. Esse quinto diafragma se opõe à força descendente da pressão interabdominal que ocorre com a inalação.

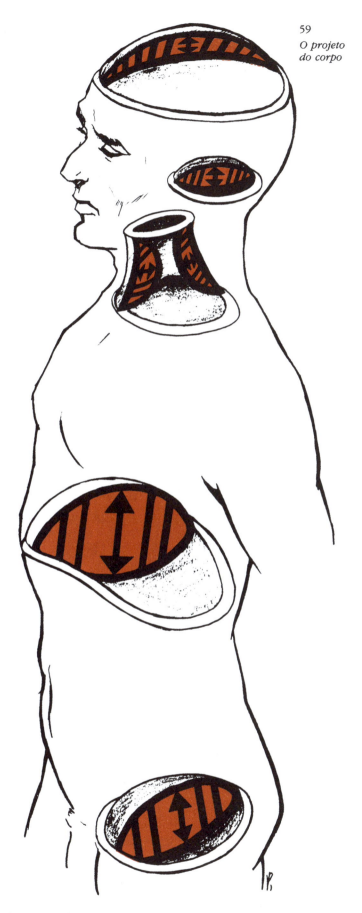

59
O projeto do corpo

45 OS DIAFRAGMAS

Anatomia Emocional

FIGURA QUARENTA E SEIS. Externamente, o tubo humano é composto por três saliências, cabeça, tórax e abdômen, e por dois anéis, pescoço e cintura. Internamente, o tubo é dividido ao meio por lâminas, e tem extremidades flexíveis. A lâmina do meio é o diafragma, com sua ação potente de pistão, que dá origem a sensações de se estar vivo. Também massageia o coração e o nervo pneumogástrico. Ele aumenta e reduz a pressão intertorácica e abdominal. Na extremidade pélvica, revestimentos musculares dão suporte aos movimentos recíprocos. Na extremidade superior, o revestimento da dura-máter, o cerebelo e cérebro falciforme e o revestimento da medula espinhal atuam como um tubo flexível. Esse tubo bombeia fluido cérebro-espinhal. Além disso, na bolsa craniana, os ossos etmóide e esfenóide, junto com o forame magno, dispõem de flexibilidade para subir e descer, aumentar ou reduzir a pressão. A boca e a língua também facilitam a pulsação. Desse modo, um complexo conjunto de válvulas internas e externas opera para ampliar ou reduzir a respiração e a conseqüente sensação de se estar vivo.

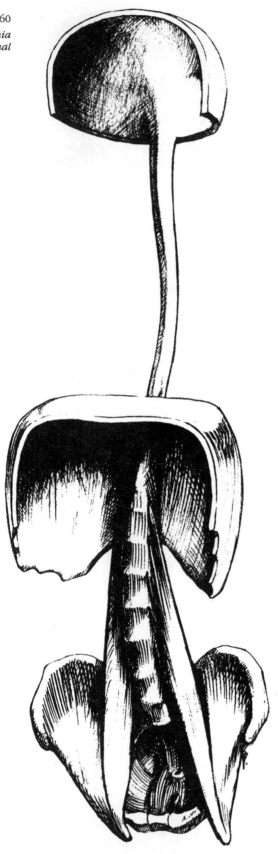

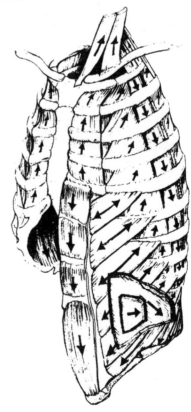

46 OS TRÊS PRINCIPAIS DIAFRAGMAS E SUAS CONEXÕES

47 OS MÚSCULOS DA RESPIRAÇÃO

FIGURA QUARENTA E SETE. Os músculos externos da respiração. Os músculos intercostais, reto-abdominais, oblíquos e transversos abdominais atuam em uníssono na expiração e na inspiração. Os músculos da respiração e do peito estão ligados ao abdômen e ao pescoço. O movimento desses músculos gera sensações que dão suporte às sensações de força ou fragilidade da oxigenação e da atividade física. A rigidez do pescoço, peito ou abdômen pode causar uma interferência no diafragma. Espasmos ou fraqueza no peito provocam dificuldades respiratórias.

FIGURA QUARENTA E OITO. A disposição em camadas como regulador da pressão. A tensão da pressão permite a troca de gases e é essencial para uma respiração completa. Percebemos essa pressão quando empurramos o peito, sentimos sua descompressão e, então, a reação de mola. As camadas e tubos do corpo interagem para criar e regular a pressão. Tubos enfraquecidos não suportam pressão: desmoronam e experimentam medo e fracasso. Tubos rígidos não conseguem expandir e causam explosões.

FIGURA QUARENTA E NOVE. A capacidade básica de contração dos tecidos também possibilita a respiração. A peristalse pulsátil é auxiliada pela ação do diafragma torácico. A interação da parede externa do corpo com o diafragma respiratório cria a pressão que mantém a motilidade e dá suporte à forma humana. Para controlar qualquer ação, é preciso controlar tanto a respiração quanto o diafragma. Para se ficar quieto ou em silêncio, os músculos estriados externos inibem tanto a pulsação quanto a respiração. Internamente, o diafragma e a parede do peito podem ser usados para restringir a respiração.

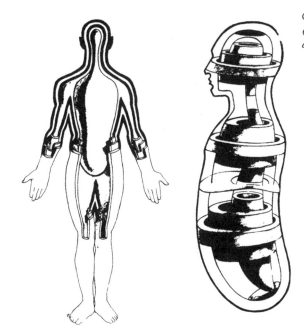

48 TUBOS E CAMADAS: A CONTINUAÇÃO DA RESPIRAÇÃO

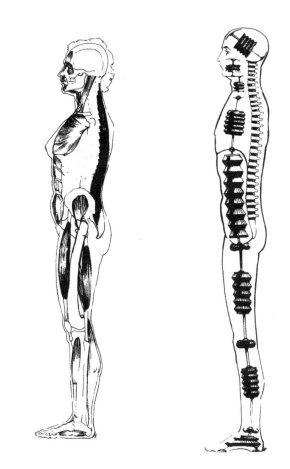

49 A FUNÇÃO GENERALIZADA E LOCALIZADA DA RESPIRAÇÃO

O tônus dos tubos e os ritmos respiratórios são controlados pelos centros cerebrais e nervos autônomos. No programa instintivo do sistema autônomo, as fibras parassimpáticas e simpáticas do diafragma são similares à inervação dos músculos lisos dos intestinos. Há uma cadeia reguladora que parte do tronco cerebral e integra as mensagens relativas ao conteúdo de gases. O corpo tem consciência do CO_2 — se o nível for muito alto, respiramos mais; se o nível for mais baixo, respiramos menos. Os centros superiores do cérebro podem anular esse programa mecânico. Os centros cerebrais superiores ordenam: fique quieto, controle a respiração, não respire, segure a respiração, respire mais, respire mais forte. Essas ordens são enviadas através dos nervos frênicos do sistema nervoso central, que suprem o diafragma e afetam seu ritmo de pulsação, e através dos nervos espinhais que controlam os músculos da caixa torácica. Desse modo, há um envolvimento do sistema nervoso central.

O diafragma torácico consiste de dois músculos: os costais, que se ligam às costelas e ao esterno, e os músculos crurais, que se ligam ao tendão central e à parede posterior do abdômen, ao músculo quadrados e à coluna lombar. Esses dois músculos recebem comandos dos nervos do sistema nervoso autônomo, através do nervo pneumogástrico, e do sistema nervoso central, através dos nervos frênicos. Portanto, eles são regulados tanto autônoma quanto voluntariamente. Em outras palavras, os músculos voluntários ligam o córtex cerebral aos músculos da respiração.

Muitas técnicas de meditação manipulam o controle voluntário do processo semivoluntário da respiração. Na tentativa de alterar a consciência, essas técnicas afetam a respiração, deprimindo ou estimulando o CO_2. Esse artifício produz estados de alta concentração de O_2 que causam hiperventilação, ação muscular convulsiva e aumento das sensações que dominam os centros de atenção. Ou o estado de CO_2 é aumentado por respiração deprimida, que provoca uma discreta hipo-oxigenação, uma diminuição de impulsos e um estado de transe. Esses estados ativam ou deprimem o coração e os intestinos. Com um aumento de O_2, o corpo é inundado por sensações; com o aumento de CO_2, as sensações se restringem. A onda peristáltica básica torna-se deprimida ou hiperativa; as pulsações cerebrais diminuem ou aumentam, como na respiração.

Portanto, técnicas de meditação ou de respiração evidenciam a ligação entre o controle voluntário e autônomo da respiração.

Há ainda um outro processo que anula a regulagem autônoma da respiração: a emoção. Medo, susto, raiva e terror afetam a respiração. Os centros corticais paralisam o peito, para controlar soluços, e os músculos da boca, para refrear gritos. O peito se aperta para sufocar o medo, e o diafragma se imobiliza para que não haja demonstração de emoções. Alternativamente, pode-se estimular o diafragma para simular a raiva ou medo. A emoção pode ser tão forte que perdemos o autocontrole; a volição é eliminada e os soluços e os gritos irrompem. Todas essas situações resultam em padrões de respiração nos quais o peito não pode se mover de modo pleno, por medo de suas próprias sensações ou por falta de controle.

Para nos controlarmos, precisamos controlar nossa respiração. Os três centros cerebrais — o cortical-voluntário, o talâmico-emocional e o tronco cerebral-cerebelo — correspondem à regulagem da respiração. Sem respiração, não há oxigenação. Sem oxigenação, não há calor. Sem calor, não há vida. Sem vida, não há força. Sem força, não há espírito. É por isso que o coração, o cérebro e a respiração estão tão intimamente ligados.

A respiração reflete a função geral de expansão e contração. Ou seja, fazer entrar, conter, expelir, receber, transformar, devolver. Respirar plenamente é ter uma série de expansões e encurtamentos. Para preencher o tubo, o peito se alonga, a barriga estufa e a inalação pode ser sentida do crânio ao osso púbico. Para uma expiração suave e vigorosa é necessária uma pressão tanto torácica quanto abdominal, um ritmo suave que pulsa através de toda a parede corporal.

Se, entretanto, falta flexibilidade aos tubos, camadas e bolsas, as mudanças da expansão e contração refletem-se na respiração. Muitos padrões respiratórios revelam um repertório limitado de experiências. Talvez, nos primeiros anos de vida, o indivíduo não tenha sido muito tocado ou tocado com hostilidade. Em qualquer dos casos, predomina um padrão de medo, mais do que de conforto ou prazer.

FIGURA CINQÜENTA. Um diafragma rígido e um diafragma caído. A rigidez se desenvolve na parede corporal como proteção extra contra agressões ou desaprovação. A fraqueza tanto resulta de um bom cuidado quanto da obtenção de poucas respostas à própria asserção. Em ambos os casos, o resultado é uma respiração malfeita, e isso afeta nosso modo de trabalhar, reagir e amar. A respiração torna-se um esforço que nos sobrecarrega ou nos enfraquece.

Todo o organismo, e não apenas o diafragma, está envolvido na respiração. Os músculos respiratórios precisam exercitar-se para trabalhar plenamente. Isso envolve todos os músculos da respiração — o peito, o abdômen e a parede dos músculos estriados. Esforço físico, corrida e exercícios são úteis, pois aumentam a sensibilidade geral e nos preparam para outras atividades. Mas essas atividades não tornam, necessariamente, nossas vidas mais humanas ou interativas. A respiração plena baseia-se no contato com os outros e consigo mesmo.

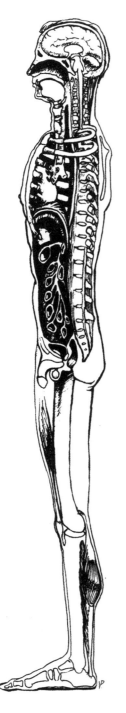

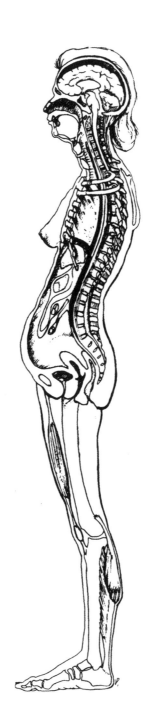

O cérebro e o sistema nervoso

A excitabilidade é o componente central do sistema nervoso. Nos músculos, as ações primárias são expansão e contração, enquanto no tecido neural as ações primárias são polarização e despolarização. Nos nervos, há ondas de corrente elétrica e, nos músculos, ondas de actomiosina. Estruturalmente, as duas são semelhantes. Os músculos são constituídos de células alongadas; os nervos, de axônios alongados. Os músculos e os nervos têm, estranhamente, a mesma geometria. São feixes de estruturas tubulares envolvidos em feixes maiores, que formam feixes ainda maiores.

Os nervos começam como as células, com corpos alongados que se ligam em pontos distantes. Esses tubos neurais geram ondas de impulsos excitatórios em seus eixos e transportam fluidos protoplasmáticos em seus cursos. Esses corpos alongados são chamados de tratos, nervos ou cordas.

O sistema nervoso tem origem no tubo neural do embrião. Ele forma uma série de dobras e bolsas em uma das extremidades. Essas bolsas vão se transformar mais tarde no córtex cerebral frontal, cérebro médio e cérebro posterior. Desse tubo neural, os corpos celulares emitem axônios, tubos ou nervos, e a medula espinhal se forma. Assim, o tubo neural consiste no cérebro, na medula espinhal e nos nervos, que se estendem para os músculos e órgãos, estabelecendo um vínculo íntimo e direto entre os músculos e o cérebro.

O sistema nervoso tem duas partes — o sistema nervoso autônomo e o sistema nervoso central. O sistema nervoso autônomo relaciona-se com as vísceras e com as funções básicas da vida. Sua sede é a parte lateral da medula espinhal e ponte medular, também chamada de tronco cerebral. O sistema nervoso central localiza-se na parte anterior do cérebro, ou córtex, em que ocorre a discriminação sensorial e muscular. É aí que o planejamento, as associações e as ações discriminatórias são aprendidas. É a área do controle voluntário.

FIGURA CINQÜENTA E UM. O sistema nervoso é um tubo dentro de um tubo, o tubo neural dentro da coluna espinhal, que está dentro da parede corporal. O sistema nervoso é uma espécie de tela de arame. O tubo central, a medula, tem uma estrutura densa que termina, em uma das extremidades, num sistema sob a forma de cogumelo, e na outra extremidade, em um sistema radicular. É um tubo que desce, acompanhando uma linha central, se ramifica e forma uma rede. Os nervos, que se ligam aos órgãos e os suprem, são ligados à medula espinhal por uma estrutura semelhante a uma teia de aranha. Se todos os nervos fossem preenchidos com uma substância densa, ficariam rígidos como raízes de árvores e, graficamente, mostrariam uma rede.

A rede do sistema nervoso inclui as estruturas do tecido conjuntivo dérmico, com todos os seus receptores sensoriais especiais e os músculos estriados externos, com sua função cinestésica de manter um vínculo com o espaço e o ambiente externo. Portanto, o exterior neural inclui não apenas a pele e os vasos sanguíneos mas também os músculos voluntários, por meio do sistema cérebro-espinhal. O sistema nervoso e o cérebro interligam interior e exterior.

O sistema nervoso, como todos os sistemas, é disposto em camadas. Essas camadas servem como canais de proteção e condutos de líquidos. Ao mesmo tempo, o sistema nervoso é uma bomba que pulsa, encolhe e intumesce, fazendo circular fluidos espinhais, fluidos dos ventrículos, fluidos entre nervos, músculos e hormônios.

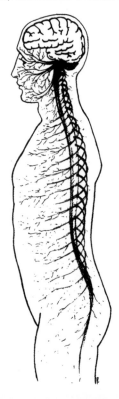

O sistema nervoso regula as contrações dos músculos e dos órgãos, bem como a distribuição hormonal; mas, no caso dos hormônios, é também afetado por eles. Em um certo sentido, o cérebro e o sistema nervoso são uma glândula hormonal. O sistema nervoso tem sido historicamente considerado uma espécie de gerador elétrico, uma vez que a excitação e a condução hormonal estão vinculadas a ele.

O sistema nervoso é um tubo que gera e transporta fluidos eletrificados e impulsos hormonais e neurais. O bombeamento do sistema está diretamente relacionado à vitalidade da atividade neural e neuro-hormonal. Por exemplo, casos de choque, edema ou proteínas líquidas coaguladas criam uma estase da medula espinhal, e uma concomitante redução da atividade neural. Em um tempo extremamente frio, há uma inibição neural e a atividade se reduz.

FIGURA CINQÜENTA E DOIS. O sistema nervoso é um espaço oco, preenchido por fluidos que facilitam a pulsação dos órgãos. Os nervos são um canal central, através do qual o plasma dos axônios é bombeado. O bombeamento do cérebro e da medula espinhal mantêm um fluxo líquido central, que envolve o fluido cérebro-espinhal e o fluxo dos ventrículos no cérebro. O sistema medular cerebral lembra uma gigantesca medusa — que se alonga, incha, esvazia e enche. Ele mantém uma atmosfera interna eletrificada que reage a ações no oceano celular geral. Esse sistema é parte da bomba pulsátil organísmica global, dando origem a correntes elétricas, padrões de excitação e fluidos hormonais. Estes constituem a anatomia da motilidade líquida, que transforma micro-comportamentos em macro-comportamentos.

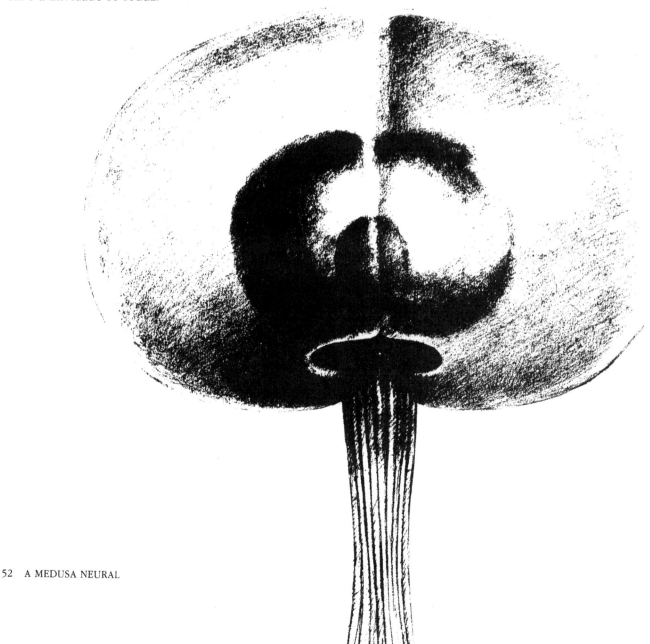

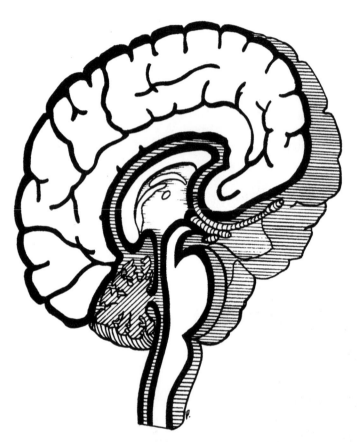

53 A BOMBA NEURAL:
CÓRTEX, MESENCÉFALO, TRONCO CEREBRAL

FIGURA CINQÜENTA E TRÊS. A parte externa, o córtex em forma de feijão; o mesencéfalo, em forma de feto; e o tronco cerebral, em forma de réptil. As três camadas têm entre si uma rede circulatória de fibras. O cérebro funciona como um gigantesco coração. Ele tem quatro câmaras interiores, chamadas de ventrículos, e um importante tubo de saída, a medula espinhal, que é como a aorta. Os fluidos circulam por todo o organismo através dessas estações de bombeamento. O cérebro pulsa continuamente, com cerca de 14 a 18 batidas por minuto. Os sistemas pulsáteis das diversas bolsas formam, com o cérebro, um sistema completo.

O cérebro pulsa como uma unidade total. Ele também regula a pulsação do resto do organismo, que pode se restringir e se intensificar. À medida que o sistema neural pulsa, ocorre o fenômeno subjetivo de correntes ou vibrações, gerando uma auto-experiência sensorial, e o sentimento mais profundo de integridade neural. Em estados de pânico ou luta, o organismo reage com o aumento de pulsações nos intestinos e no coração, e a parte superior do corpo torna-se ingurgitada, intumescendo e acumulando forças para atacar ou fugir. Imagine uma medusa bombeando mais rápido para agir como um aríete, ou mais lentamente, como durante o sono.

O cérebro, às vezes, luta consigo mesmo; uma parte está hiperativa e a outra hipoativa. Os padrões pulsáteis são irregulares. As ondas rítmicas têm áreas de responsividade diminuída, como músculos cardíacos danificados que perturbam os ritmos cardíacos. O cérebro pode se inibir ou hiperativar-se. O pânico inibe o cérebro. A raiva torna-o hiperativo. O terror e o choque criam inibição e hibernação. A tristeza faz o cérebro encolher, enquanto a irritação afeta e intensifica seus ritmos. O desafio endurece o cérebro. O estímulo sexual e o amor facilitam os padrões rítmicos, tornam-nos mais rápidos e intensificam sua amplitude, enquanto o hiperestímulo acelera e abrevia o período entre os batimentos. O cérebro, como o coração, está sujeito a ritmos rápidos e lentos, normais e desordenados.

Tensões musculares, espasticidades ou problemas ao redor da cabeça e do pescoço têm um poderoso efeito negativo sobre o cérebro e sobre o sistema nervoso autônomo. Uma tensão muscular crônica na boca e no palato pode interferir no fluxo de pulsações cerebrais, assim como o encurtamento do músculo das articulações do atlas occipital afeta a circulação em torno da medula espinhal. Os espasmos musculares afetam os reguladores profundos dos nervos autônomos no pescoço, afetando o suprimento de oxigênio. A tensão no esôfago e na parte inferior da faringe pode também afetar os nervos cranianos. Profundas contrações do músculo do pescoço, que separa a cabeça do tronco, ou espasmos nos músculos oculares ou nos músculos do pescoço paralisam a livre pulsação do cérebro. O resultado pode ser dor e doença.

FIGURA CINQÜENTA E QUATRO. As três camadas e o alongamento do tubo do sistema nervoso. O anel externo do córtex tem um rico suprimento de nervos e sentidos — visual, tátil, auditivo, proprioceptivo, cinestésico. É aqui que se determina a percepção humana de tempo e de espaço. A camada intermediária é o tálamo, no qual vivem os apetites emocionais, orientados no tempo. Em seguida, vem a camada mais profunda, a medula, a serpente, o tubo autônomo. Nesse centro, circula um líquido por toda a medula e pelos ventrículos do cérebro. As pulsações do cérebro bombeiam esse fluido, essencial para uma vida neural saudável. Auxiliando a circulação, há a dura-máter, a espessa cobertura do cérebro e da medula espinhal que se liga aos ossos do crânio e da coluna em toda a sua extensão, para baixo, até o sacro. A medula espinhal e a cobertura do cérebro funcionam como um tubo externo que ajuda a pulsação à medida que elas se esticam ou contraem com a flexão e extensão do corpo.

Esse cérebro de três camadas tem uma disposição também horizontal. A densidade e a compactação do cérebro são proporcionais em volume à superfície da rede nervosa. O cérebro, portanto, tem dois pólos, o craniano e o periférico, ligados por um eixo central. É bastante parecido com o tronco de uma árvore, com seu sistema radicular. Na árvore, há troca de nutrientes entre dois diferentes níveis de existência: terra e atmosfera. A escuridão e a luz se comunicam, bombeando através do tronco os líquidos provenientes das correntes da terra e do sol. O cérebro funciona de forma muito semelhante.

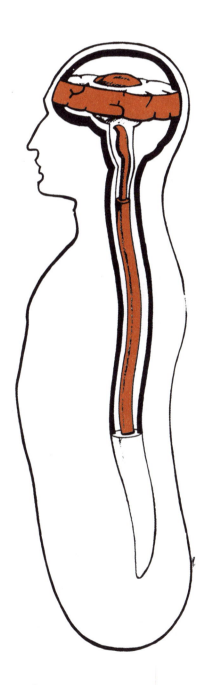

54 AS TRÊS CAMADAS NEURAIS

FIGURA CINQÜENTA E CINCO. Os três cérebros humanos — o córtex exterior, o mesencéfalo com suas câmaras ocas, o tronco cerebral e a medula espinhal com sua rede unificadora de nervos para o braço. A pressão ou compressão muscular ou a falta de tônus muscular afeta profundamente a qualidade pulsátil do órgão neural.

FIGURA CINQÜENTA E SEIS. As camadas do cérebro como evolução humana e história estruturada. O cérebro dos répteis de sangue frio é representado pela geometria da medula espinhal e pela forma de pássaro-serpente da medula e da ponte. A porção intermediária, o cérebro talâmico-emocional, representa os animais de sangue quente-mamíferos-seres humanos. E o córtex representa o cérebro humano, com sua transmissão de cultura, sua capacidade para produzir símbolos e usar ferramentas para incrementar as interações humanas. Essa figura é um tótem moderno, mostrando nossa história desde a criatura ancestral até o animal, e do animal ao ser humano.

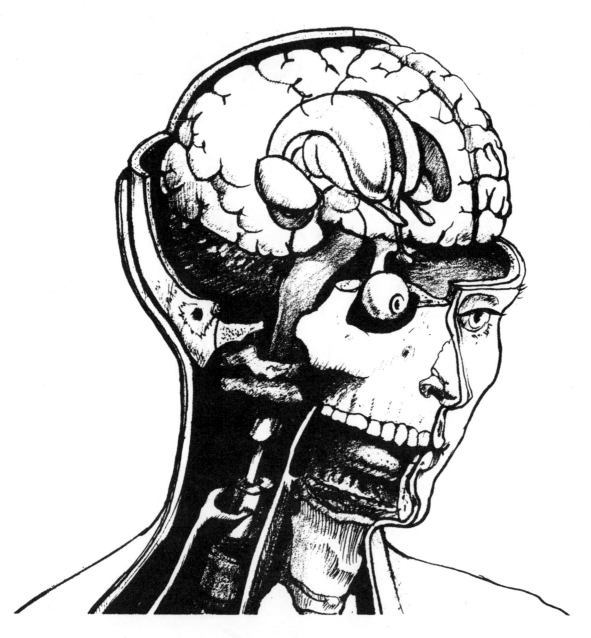

55 O LABIRINTO DO CÉREBRO HUMANO

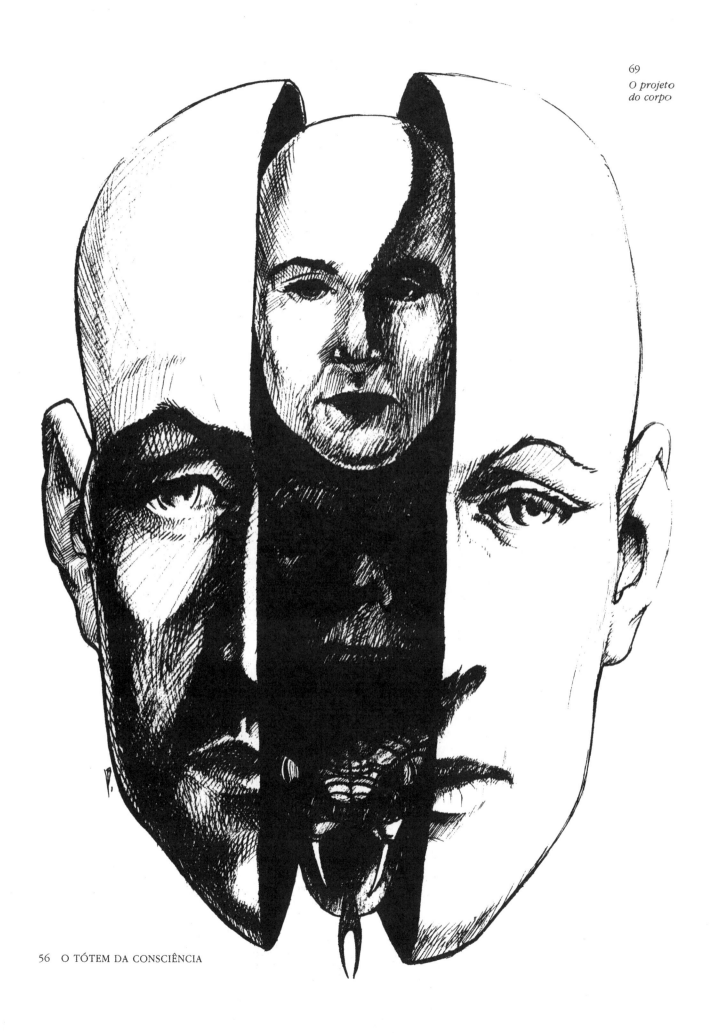

69
O projeto do corpo

56   O TÓTEM DA CONSCIÊNCIA

a camada invisível: liquidez, sentimentos, hormônios e emoções

a água

A água, elemento básico da vida, é composta de dois gases: hidrogênio e oxigênio. Pensamos na água como uma substância, mas ela é mais do que isso, é um arranjo complexo de moléculas com um padrão de crescimento específico. Um fenômeno de regularidade específica, o resfriamento, causa uma estrutura mais densa, produzindo gelo, que é sólido. Se a estrutura molecular for aquecida, ela se abre e se transforma em vapor. A água, assim, pode ser sólida, líquida e gasosa. Pode ser uma energia armazenada, um sólido, como o gelo; uma energia potencial, um gás; ou uma forma intermediária, um líquido. Para compreender a forma humana, é essencial compreender as propriedades da água.

O estado líquido revela o estado da vida humana. Um embrião ou um bebê se parece com um líquido, frágil mas flexível. O crescimento torna o organismo mais denso, viscoso, sólido. A liquidez é contida dentro de pacotes flexíveis de sólidos duros, impassíveis, comprimidos, que se tornam mais espessos e calcificados com o envelhecimento e a morte. A morte traz a liquefação e um estado gasoso chamado de decomposição.

A água, estrutura de geometria molecular, é capaz de eletrificação. Esse evento gera uma corrente, assim como os movimentos rotativos da Terra, os processos de calor ou o frio do espaço geram uma corrente. Essas forças criam vários fluidos, da água contida à água gasosa, do gelo ao gás, formando, sob condições adequadas de temperatura, um fluido eletrificado dotado de diferentes propriedades. A água se expande e se contrai à medida que flui. Pode assumir uma enorme variedade de formas. Há água excitada, água não-excitada, água aquecida e água fria, água parada e água espumante.

Um dos líquidos mais notáveis é o protoplasma, sérum cuja dinâmica é a base da vida organizada. O protoplasma flui, pulsa e pode inverter a direção de seu movimento. A partir de sua própria viscosidade, o protoplasma produz membranas e tubos pelos quais fluirá e, posteriormente, transforma essas membranas em células.

O protoplasma pode inverter sua direção e tornar-se mais mole ou mais duro. O corpo humano faz o mesmo: ele se torna musculoso ou flácido. O medo e a raiva endurecem o organismo, enquanto o amor e o carinho amolecem-no.

Quando a água se eletrifica, pode se comportar de um modo diferente. Torna-se uma espécie de bateria. A água ácida é diferente da alcalina. Na evolução da água como vida, formaram-se as proteínas e os esteróides. A água se tornou um agente químico capaz de dissolver materiais, quebrá-los, convertê-los de uma forma a outra. O H_2O tornou-se um catalisador, acelerando processos, fortalecendo e sintetizando uma estrutura.

A água é um processo fluido que se transforma, formando células com fronteiras que depois se fazem sangue, fluidos tissulares, linfa, suor, urina, sêmen, fluidos vaginais, fluidos espinhais e articulares, lágrimas, sucos digestivos e hormônios. Essas misturas de fluidos não circulam livremente, mas são armazenadas em células, bolsas e vesículas até que sejam expelidas por poderosas pulsações celulares e musculares para dentro dos tubos ou fluidos especializados. A pulsação dos hormônios e enzimas produz e ajuda a estimular esses fluidos especializados.

Padrões gerais de pulsação facilitam o trabalho especializado desses fluidos, como estimular o crescimento, produzindo energia para respostas rápidas e fornecer oxigenação para o crescimento, estimulando o comportamento sexual, provendo conexões neurológicas. A ação de sanfona do corpo ajuda a manter o estado desses líquidos. Se aumenta a pulsação geral, há uma crise de desempenho. A hiperatividade cria exaustão. Se diminui a pulsação geral, o desempenho é vagaroso e deprimido. Esses líquidos especializados, portanto, são responsáveis pela qualidade da vida. Eles facilitam a integração biológica, emocional e psicológica, e produzem profundos sentimentos e estados de conhecimento.

os hormônios

Os hormônios são uma forma de água e estão na raiz do comportamento no reino animal. A palavra "hormônio" significa extravasamento e ele tem a propriedade de impelir ou excitar. Os hormônios são excitação sob forma particular, são águas que mantêm os fogos ardendo, os fogos da epinefrina, o calor contínuo da pituitária ou as transações contínuas do cérebro com os neurotransmissores.

Os hormônios são anatomia líquida, são derramamentos que convertem crianças em adultos. Esses fluidos influenciam o crescimento, formando pigmeus ou gigantes. O cérebro é uma glândula hormonal que secreta elixires mágicos na corrente sanguínea. Estes são os hormônios que magnetizam o sangue, transformando meninos e meninas em homens e mulheres, e as mulheres em mães lactantes. As sensações de crescimento e calor vêm da pituitária e da tireóide. Os sentimentos de poder vêm das glândulas adrenais e sexuais, assim como os impulsos e respostas específicas ao sexo oposto. Os profundos sentimentos dos intestinos e do coração vêm desses fluidos hormonais.

Os hormônios e as enzimas dão origem a um sentido interno de fluxo e liquidez. O comportamento líquido aguarda para se cristalizar em comportamento muscular. Os hormônios digestivos facilitam a peristalse intestinal e dos órgãos. A epinefrina acelera o coração e desencadeia ações de ataque ou fuga, desafio e combate. As gônadas e a pituitária induzem ações motoras sexuais específicas. Nós rastejamos e engatinhamos com fome ou medo ou por vontade de saber. Ficamos em pé, andamos e corremos com a maturação da excitação adrenal, com a excitação sexual ou por fome de alimento.

sentimentos e emoções

As emoções e os sentimentos se comportam como a água. Quando nos retesamos para nos proteger de um choque ou de um golpe, ou quando nos endurecemos para não sentir dor, nosso estado líquido é como gelo. Quando nos derretemos com o amor ou nos dissolvemos em lágrimas, nosso estado é líquido. Nosso estado visceral dá origem a sensações de fome, vazio, anseio, desejo, seguidos de satisfação e plenitude.

Amor, interesse, atração, raiva, desgosto são estados emocionais pertinentes à nossa percepção consciente. São também prontidão para a ação intencional. Nos emocionamos e somos como um gêiser ou um rio. Agimos como uma onda ou um fluxo gelado. Somos cascatas e córregos. Choramos e soluçamos, suspiramos e gememos emitindo fluidos. Esses são os poderes dinâmicos da água, que encontra um meio de se transformar em estruturas e, dessa forma, mudar a si mesma.

Sentimentos e emoções, hormônios, corpos e consciência, todos mudam de forma e falam muitas línguas. As formas se cristalizam e liquefazem. Nenhuma se fixa concretamente; alguns processos são como gelo ou osso e outros, mais fluidos.

A vida líquida pode ser identificada na linguagem da função, no fluxo do pensamento, nas marés do sentimento, nas ondas da intuição, nas profundidades oceânicas dos sentimentos, no crescente e no minguante das imagens. Os líquidos são realmente parte da psique. São mensageiros que sinalizam o comportamento. Seus ingredientes organizam e categorizam o comportamento. A excitação sexual estimula o corpo e evoca os rituais da corte.

Somos um oceano de líquidos estruturante e uma forma, uma configuração organísmica, um formato, uma geometria, um padrão de pulsação que leva a certos padrões de experiência de vida, sentimentos e pensamentos, tanto em nós quanto com os outros.

anatomia como auto-identidade

Para o leigo, a anatomia é inanimada, diz respeito aos objetos ou aos eventos mecânicos ou é o estudo da mera matéria ou de cadáveres. Para outros, a forma humana se confunde com as formas animais, tanto no que se refere aos órgãos quanto ao organismo. O coração e o cérebro humano não podem ser comparados aos do rato ou do chimpanzé. A anatomia humana é um processo cinético e emocional dinâmico. A anatomia dá uma identidade, uma forma reconhecível específica e um funcionamento que tem como base essa forma.

O estudo da forma humana revela sua história genética e emocional. A forma reflete a natureza dos desafios individuais e como eles afetam o organismo humano. Enrijecemos por orgulho ou encolhemos por vergonha? Endurecemos devido à privação ou nos preservamos, colapsando? Nossa forma indica fracasso em converter sentimentos em ações? Um período prolongado de escolarização causou superestímulo, uma vida de sensação, um cérebro hiperativo?

A forma anatômica humana distingue-se por sua postura ereta e sua flexibilidade. A postura ereta é acompanhada de uma história emocional de vínculos parentais e separações, proximidade e distanciamento, aceitação e rejeição. Uma pessoa pode incorporar a densidade compacta que reflete desafio ou o peito murcho que expressa vergo-

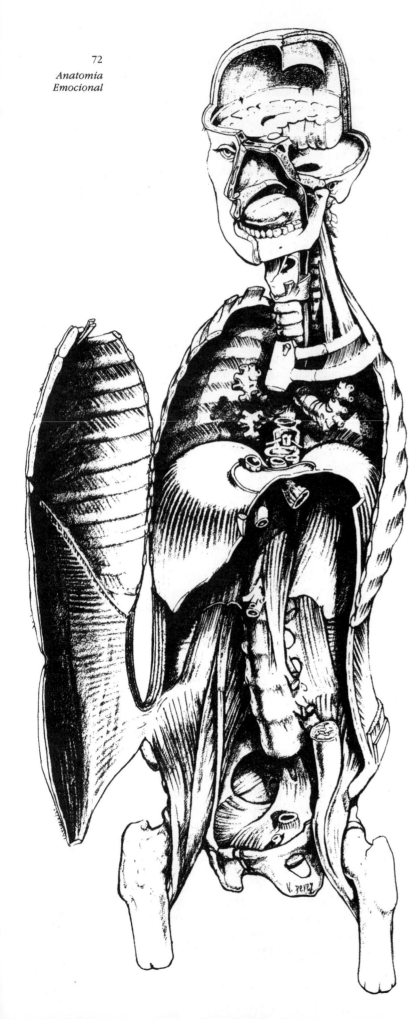

72
Anatomia Emocional

nha. A anatomia humana é, assim, mais do que uma configuração bioquímica; é uma morfologia emocional. Formas anatômicas específicas produzem um conjunto correspondente de sentimentos humanos.

A anatomia é morfologia cinética, formas do processo humano que se estendem ao longo do tempo. É um padrão de sentimentos, um estado dos tecidos. Esse padrão de sentimentos ou estado tissular é a sensação de nos sentirmos como indivíduos capazes de expansão e contração, estímulo e saciedade. Aquilo que sentimos como nosso ser é um subproduto do metabolismo celular e do tônus dos tecidos, codificado no cérebro como nosso modo de funcionamento. Assim, a forma do tecido desempenha um papel na determinação de suas próprias sensações e sentimentos.

O corpo tem um projeto. Os vários tubos e camadas, bolsas e diafragmas agem conjuntamente para dar um sentimento de unidade ao *self*. Os músculos geram sensações de ritmo, contenção, continência, liberação, encurtamento e alongamento. Os ossos introduzem sensações de compressão e distensão. Os intestinos produzem sensações de inchaço, plenitude e esvaziamento. Espaços vazios e densos dão origem a outros sentimentos. O útero, assim como o coração, é um espaço vazio circunscrito por um tecido denso e rítmico. O abdômen é uma cavidade central que contém fluidos e órgãos, cercada por ossos e músculos. Os pulmões e o coração são órgãos contidos por uma rígida parede. Assim, tecidos ocos, suaves e densos produzem diferentes sensações e sentimentos. Há um diálogo sensorial entre as cavidades e os sólidos, entre as câmaras líquidas do cérebro e as células musculares de feixes densos. Esse relacionamento global gera um estado básico do tecido que forma um padrão contínuo de consciência.

57 A ARQUITETURA DA EXISTÊNCIA HUMANA: I

FIGURAS CINQÜENTA E SETE E CINQÜENTA E OITO. O projeto corporal — a anatomia humana como um complexo tubo estratificado com bolsas, sub-bolsas e diafragmas. Os conceitos de disposição em camadas e de tubos são visíveis: o tubo ectomórfico, de pele e nervos; o tubo mesomórfico, de músculos e ossos; o tubo endomórfico, dos intestinos e pulmões. O organismo humano é um conjunto de tubos dentro de tubos, a imagem de uma ampulheta tripla.

73
*O projeto
do corpo*

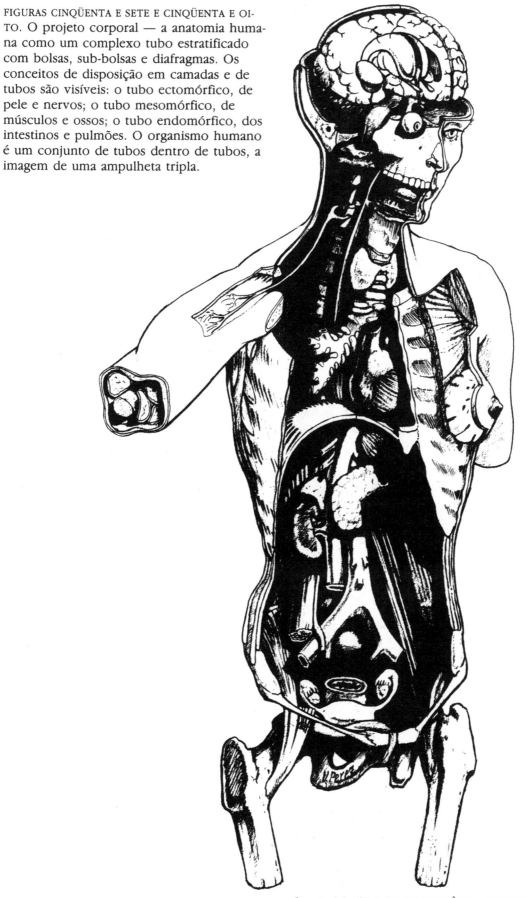

58   A ARQUITETURA DA EXISTÊNCIA HUMANA: II

As figuras 57 e 58 mostram bolsas e constrições. A bolsa da cabeça está aberta para podermos visualizar. Na subdivisão da base do crânio estão o forame magno, a medula espinhal, o osso etmóide e o osso esfenóide, sobre o qual repousa o cérebro, com seus quatro ventrículos. A segunda subdivisão é a abóbada, que abriga a língua e a nasofaringe, que leva à traquéia. Nesse segmento superior está a constrição chamada de pescoço, com sua passagem de ar e alimento, a laringe, além de receptores químicos para o suprimento de sangue para o cérebro, as principais artérias, as glândulas tireóide e subnasal. O pescoço, com o tronco cerebral e a saliência da medula espinhal, forma um pequeno cérebro, um poderoso acompanhamento do cérebro superior mais expandido. Há o diafragma da língua, do forame magno, da medula espinhal e do palato. Na bolsa torácica está o diafragma de cúpula dupla, com seus vasos intercruzados — o nervo pneumogástrico, o esôfago, as artérias e veias — e o coração, bastante próximo dos pulmões. Pode-se perceber as camadas da parte superior do tórax — os músculos internos e externos — e como o diafragma se liga à parede do tórax e é delimitado pelas clavículas, esterno e laringe. Abaixo da bolsa torácica, revela-se a cúpula abdominal-pélvica. O diafragma liga-se às margens inferiores das costas e funde-se com os músculos quadrus e abdominal: o órgão todo forma uma grande bainha. Ele se torna parte do músculo psoas e, da parede lateral externa, liga-se ao ilíaco e, assim, torna-se parte das pernas. Observe o soalho pélvico, com seus músculos iliococcígeo e levantador do ânus e as saídas e entradas que acompanham.

A respiração é interação entre as bolsas e as camadas. Há um complexo padrão de pulsações em cada compartimento, que gera e mantém uma força, dando origem a uma geometria de sensações e sentimentos que vêm a ser a consciência dos tecidos. Cada um desses segmentos tem uma capacidade distinta. A cabeça tem uma estrutura para pulsações mais sutis, enquanto o abdômen tem uma estrutura para pulsações mais plenas. A bomba craniana está confinada em um espaço que contribui para uma motilidade mais intensa, enquanto a respiração básica da cavidade torácica tem uma estrutura semelhante a um fole.

O projeto do corpo, portanto, consiste em camadas, tubos, bolsas e diafragmas interagindo para produzir um padrão de pulsação. O projeto corporal é de motilidade líquida e emocional, congelada em formas para ação. Quando os tubos e bolsas estão rígidos, densos, intumescidos ou em colapso, o *continuum* pulsátil é afetado. A relação entre essas estruturas e os sentimentos de angústia, medo, raiva, desafio, orgulho e derrota será tratada na segunda parte deste livro. Apesar disso, já nas figuras 57 e 58, toda a amplitude pulsátil de alongamento, intumescimento, encurtamento e compressão é invocada. Este é o movimento básico humano — estender, intumescer, torcer, encurtar, comprimir —, e os sentimentos dele decorrentes de orgulho, asserção, defesa do próprio território, ficar em pé.

três

agressões à forma

postura ereta e agressão

DA PERSPECTIVA do processo somático, a postura ereta é uma onda vertical, pulsátil, emocional, que pode se estender para o mundo e se contrair de volta para si mesma. A postura ereta é a organização da experiência humana decorrente da organização genética da pulsação. A postura ereta é considerada, freqüentemente, de um ponto de vista mecanicista. Segundo essas interpretações, o ser humano fica ereto devido a uma boa postura, quando os ossos se apóiam sobre outros ossos, quando há um alinhamento gravitacional adequado. O papel das interações e dos sentimentos humanos é ignorado na formação de um self ereto.

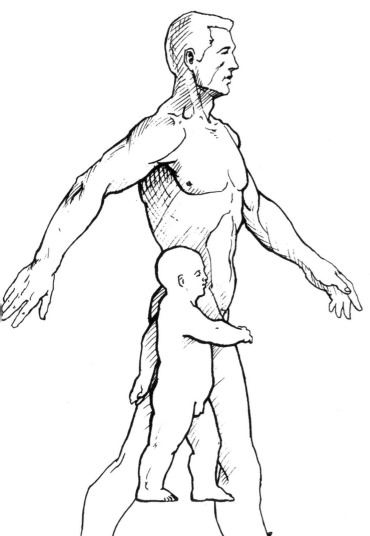

FIGURA CINQÜENTA E NOVE. A postura ereta humana: natureza e aprendizagem.

A postura ereta é baseada na vitalidade da pulsação vertical, onda sustentada por um sistema de suporte de tubos, camadas, bolsas e diafragmas. Em condições normais, a onda pulsátil desenvolve uma variedade de movimentos em direção ao mundo e de afastamento dele. Seu ritmo pode se acelerar ou reduzir. Ela permite que o organismo dê e receba, contenha e retenha, se afaste e se aproxime. Esses movimentos pulsáteis são a organização básica de nossa vida afetiva. Eles geram excitação, desejo sexual, generosidade e amor.

59 A POSTURA ERETA HUMANA:
NATUREZA E APRENDIZAGEM

Eretibilidade é um termo com múltiplos significados. Em um nível, é uma configuração genética. Em outro, é um ambiente bioquímico. Num terceiro, é uma configuração mecânica. Num quarto, é emocional. Refere-se à passagem da motilidade ao movimento e ao domínio do campo gravitacional. Eretibilidade tem um significado simbólico quando se refere às interações entre a criança e seus pais ou a sociedade, interações nas quais a pessoa infla ou encolhe para lidar com agressões emocionais ou físicas.

A postura ereta expõe a vulnerabilidade do organismo humano. No mundo animal, as partes moles e vulneráveis do organismo estão próximas do chão, protegidas pela dureza das costas e pelos membros. Para mostrar submissão em disputas territoriais, os animais ficam de barriga para cima, expondo sua frente macia. Em vez de irem protegidos ao encontro do mundo, como fazem os animais, os seres humanos vão em pé e expostos. A postura ereta expõe permanentemente a frente macia ao ambiente, ampliando a superfície do sistema nervoso e aumentando as informações fornecidas pelos órgãos dos sentidos da cabeça — olhos, ouvidos, nariz. Com a exposição da frente macia, tornam-se possíveis encontros mais íntimos, embora se vivenciem também, de imediato, ameaças e perigos. À medida que o organismo se defende, protegendo a maciez da parte frontal exposta, a postura ereta é afetada.

Estar ereto, então, é mais do que ficar em pé. É um evento emocional e social, uma organização interna de tubos e camadas, bolsas e diafragmas em uma sinfonia de excitação. A postura ereta humana é um impulso genético que, entretanto, requer uma rede social e interpessoal para se realizar. Por outro lado, aquilo que a natureza pretende atingir, como desenvolvimento e expressão da forma humana, é influenciado pela história pessoal e emocional.

o reflexo de susto

A família é um veículo para completar o desenvolvimento da criança humana, provendo o cuidado, o suporte e a transmissão de experiências que ajudam a mitigar as dores e as crises do crescimento até a maturidade. Além disso, o organismo é provido de um reflexo instintivo para lidar com o perigo e a ameaça. Esse mecanismo, chamado de "reflexo de susto", tem por objetivo lidar

com emergências ou pequenos períodos de alarme. Nos detemos, paramos, nos firmamos, contraímos os músculos, prendemos a respiração, investigamos e respondemos, esperando o perigo passar ou agindo. Se a ameaça é grave ou se recusa a desaparecer, o padrão de susto se aprofunda. Nós a evitamos, desviamo-nos dela, nos preparamos para lutar ou fugir. Se a ameaça continua ou se as posturas que adotamos não a reduzem, nos escondemos, nos encolhemos, nos rendemos ou colapsamos. Em termos ideais, os perigos internos ou externos criam uma reação que muda nossa forma apenas temporariamente. Quando o perigo passa, voltamos a um estado de atividade normal. Mas isso nem sempre acontece. Uma reação pode persistir ou aumentar até que se torne parte contínua da estrutura. Essa continuidade de uma resposta temporária chama-se estresse.

agressões

A transformação da criança em um adulto envolve possíveis agressões de fontes externas — pais, irmãos, amigos ou educação. As agressões podem também ter origem interna, como quando as respostas emocionais sobrepujam o organismo ou a excitação é maior do que aquela com a qual o organismo pode lidar. De uma perspectiva somática, o termo "agressão" abrange todos os eventos, internos ou externos, que despertam o reflexo de susto. Para um recém-nascido, sons fortes, luzes brilhantes e eventos não familiares podem representar agressões. Para um bebê, a escuridão, os animais estranhos ou a ausência temporária dos pais podem representar agressões. Mais tarde, brigas e mal-entendidos com amigos e rivalidade entre irmãos são agressões potenciais. As agressões podem surgir de nossos próprios estados internos, de sentimentos de raiva, dependência, sexualidade, fome de contato, medo de ser abandonado ou até da imaginação de um evento terrível. Certamente, as agressões podem resultar da vida em família, do modo como somos tratados, da qualidade dos cuidados e da afeição, da natureza da disciplina e do incentivo ou da falta dele às expressões emocionais. Mas também podem ser agressões uma prolongada dificuldade econômica da família, a ausência de um dos pais, efeitos da guerra, pobreza, divórcio, morte ou abusos verbais ou físicos de que a criança é alvo.

A intensidade das ameaças, agressões, choques, surpresas dependem do *momento* — se ocorrem mais cedo ou mais tarde no desenvolvimento; do *número* — se acontecem muitas ou poucas; das *fontes* — se surgem do exterior ou resultam de uma relação assimétrica entre excitação interna e capacidade individual para tolerá-la; da *duração* — se a ameaça é episódica ou contínua; e da *gravidade* — ameaças de pouca gravidade, moderadas ou intensas.

Quando ocorrem agressões à forma, mudam as correntes de excitação e, conseqüentemente, mudam também as formas que assumimos. As ondas que mantêm a postura ereta são correntes de contato para alcançar e voltar. Elas alcançam um pico e se invertem, em uma relação recíproca. Nos afirmamos e recuamos, nos expandimos e contraímos, nos intumescemos e diminuímos. Essas ondas nos estruturam horizontal, vertical e circularmente. A pulsação é um ciclo de expansão e contração, um *continuum* de compressão e descompressão, que vai em direção ao mundo e volta para o *self*. O contato e o retraimento têm um ritmo inato e seu ciclo, uma necessidade interna de completar. É como o respirar ou o bater do coração. A inspiração é seguida de expiração. O coração se enche de sangue e, depois, bombeia-o para todo o corpo. Expansão e contração são as bombas essenciais da existência. Elas criam a onda tubária da postura ereta que gera os sentimentos humanos.

As agressões perturbam o organismo. As ondas tubárias que dão suporte à postura ereta têm um ritmo, que diminui ou se acelera para manter a forma humana. O reflexo de susto envolve uma série de posturas que alteram as ondas tubárias de pulsação, congelando-as, acelerando-as na agitação, ou reduzindo-as no espessamento ou no colapso. Já não estamos mais plenamente eretos e pulsáteis. A pressão e a motilidade internas já não funcionam de modo suave. Camadas e diafragmas, líquidos e tubos são afetados. Essas interferências podem provocar sentimentos de irritação, medo, depressão, rejeição e fúria. Se esses sentimentos são temporários, os ciclos pulsáteis voltam ao normal. Mas se as agressões persistem ou sua intensidade aumenta, a estrutura permanece rígida ou compactada, inchada ou em colapso.

O organismo, inicialmente, reage à agressão tornando-se mais sólido. Ele se endurece, organiza mais forma, torna-se rígido e, depois, denso. À medida que os processos metabólicos se aceleram, os órgãos, o sistema muscular e o cérebro ficam excitados. A estrutura tenta controlar a excitação crescente, tanto com espasticidade e retesamento quanto com compactação e compressão. Essas condições são acompanhadas por sentimentos de raiva, fúria, controle, desafio e dúvida sobre si mesmo. A solidificação do organismo como meio de lidar com agressões é uma condição chamada de *overbound*.

À medida que as agressões continuam e aumentam, o organismo torna-se mais parecido com um líquido. Ele perde sua forma, intumesce ou entra em colapso. Os processos metabólicos se reduzem. A excitação permanece num nível superficial ou se extingue lentamente como uma lembrança. A motilidade orgânica e a peristalse excitatória global diminuem. Surgem sensações de inflação, invasão, de grandiosidade ou de colapso, de desespero e impotência. A estrutura se expande em direção ao mundo para descobrir um vínculo que preencha ou colapsa para dentro e encolhe, retirando-se do mundo. Tornar-se semelhante a um líquido como resposta a uma agressão é uma condição chamada de *underbound*.

A reação de susto é um processo complicado, que começa com simples respostas espontâneas às agressões ou com simples respostas emocionais ao desconhecido ou ao perigo. Apesar disso, há, no reflexo de susto, uma predisposição para formas mais complexas, dependendo do momento, da intensidade e da duração do desconhecido. Quando essas condições se combinam, o reflexo, que era simples, torna-se um processo complicado, que afeta permanentemente o indivíduo. O susto, o estado de alerta e as respostas imediatas, tanto de fuga quanto de luta, levam ao trauma e ao distresse somático. Ficamos em permanente estado de alerta para o combate, na tentativa de escapar daquilo que nos ameaça, ou ficamos enfraquecidos ou em colapso. Pode haver um retesamento suave e constante ou uma rigidez profunda e espástica, que reflete terror e fúria. À medida que esses estados se tornam permanentes, perdem-se a flexibilidade e a capacidade de resposta. Isso afeta todos os tecidos, músculos, órgãos e células, assim como os pensamentos e sentimentos.

Susto e estresse não são a mesma coisa. Susto é uma resposta imediata, enquanto o estresse é intensificação e continuidade das reações baseadas em interações sociais e interpessoais. Cada indivíduo tem um padrão específico de agressão, que pode ser caracterizado pelo número, momento e duração, pela fonte e pela gravidade da ameaça imposta, física ou emocionalmente, ao organismo. É o número e a natureza desses fatores, bem como sua interação, que leva o indivíduo de uma posição de susto suave para uma posição mais grave. Da mesma forma, é o padrão específico de agressões sofridas pelo indivíduo que transforma uma reação temporária de susto em uma posição de estresse permanente. Todos nós nos deparamos com uma série de agressões em nosso caminho até a postura ereta, mas a natureza desses ataques e nossa reação a eles são o fator crítico na modelagem da forma.

O organismo ereto vivencia, assim, ameaça, agressão, ataque. As ameaças ao indivíduo atacam a integridade do sistema de suporte — como ele pode manter a postura ereta e ainda lidar com aquilo que é invasivo? Esse ataque é vivenciado, simultaneamente, em muitos níveis. Em um nível, o ritmo de pulsação se acelera ou diminui. Em outro, há um *continuum* de modificações e ajustes relativos à parte macia frontal do organismo. As camadas e as bolsas subjacentes mudam. As constrições que separam as bolsas endurecem ou afrouxam, criando um bombeamento mais rápido ou mais lento. É alterado o equilíbrio entre ternura e asserção, distorcendo a ambas. A asserção torna-se orgulho, raiva, fúria e terror. A ternura transforma-se em tristeza, pesar, impotência, desesperança. A postura ereta ou a integridade tubária se altera. Inicialmente, nos enrijecemos ou nos retesamos para resistir à invasão e, depois, nos adensamos e nos compactamos para proteger nosso fogo interno. Depois, inchamos nossas bolsas para dar o suporte que os músculos já não nos fornecem e, finalmente, cedemos ou colapsamos, recuando para um nível inferior de funcionamento. Com essas modificações, os sentimentos mudam. O distresse aciona sentimentos de pânico e raiva, pavor e angústia, impotência e perda, desespero e depressão.

São as seguintes as questões tratadas neste capítulo: como as agressões emocionais afetam a postura ereta? Como se desencadeia o reflexo de susto? De que modo a continuação ou intensificação de uma agressão leva a uma posição de susto mais grave? Como o reflexo de susto se perpetua em um padrão de estresse? Como os padrões de susto ou estresse influenciam tubos, camadas, bolsas, diafragmas e pulsação? Como se processa uma mudança permanen-te na forma? Como uma mudança na forma se torna uma mudança nos sentimentos?

agressões, susto e estresse

Perante o mundo, estamos eretos. A frente macia do corpo fica exposta. Estamos preparados para nos mover para fora de nós, em direção ao mundo ou do mundo para nós mesmos. As agressões desencadeiam temporariamente o reflexo de susto; este pode se perpetuar como estresse. A postura ereta e nosso movimento em direção ao mundo são interrompidos. Tentamos preservar nossa humanidade nos defendendo.

Somos programados com um reflexo de susto, que consiste em uma série de respostas de alarme ao longo de um *continuum*. O reflexo de susto começa com uma resposta de investigação, seguida por asserção, depois por uma reação de aborrecimento, depois raiva ou abstenção e, finalmente, de submissão ou colapso. Se a primeira resposta alivia a agressão, o evento que nos perturbou, o organismo volta à homeostase. Caso contrário, a primeira resposta pode desencadear a segunda, a segunda leva à terceira, e assim por diante. Em casos de ameaça grave, os estágios iniciais de susto são pulados, e passamos imediatamente para uma resposta mais extrema. Entretanto, o *continuum* de respostas de susto não ocorre, necessariamente, numa ordem invariável; a seqüência pode se alterar. Um ou vários passos podem ser pulados.

FIGURA SESSENTA. Quatro respostas de susto, vistas em seqüência horária. Essas quatro respostas de susto mostram variações decorrentes da natureza do evento: temporárias ou contínuas, moderadas ou graves. A posição central representa a atividade normal, antes da agressão. No estágio inicial de surpresa, a resposta é investigar, desafiar, endireitar-se, tornar-se mais ereto. A posição das 12 horas mostra a postura ereta como prontidão para a ação. Na posição das 3 horas, a resposta é de enrijecimento, retesamento, hiperextensão, recuo. Essa postura reflete pânico, raiva, ataque. A resposta da posição das 9 horas é de flexão para a frente, fechamento, encolhimento. Essa postura é de autoproteção. Na posição das 6 horas, a resposta é de colapso, queda interna. Essa postura serve para tornar invisível ou inconsciente.

79
*Agressões
à forma*

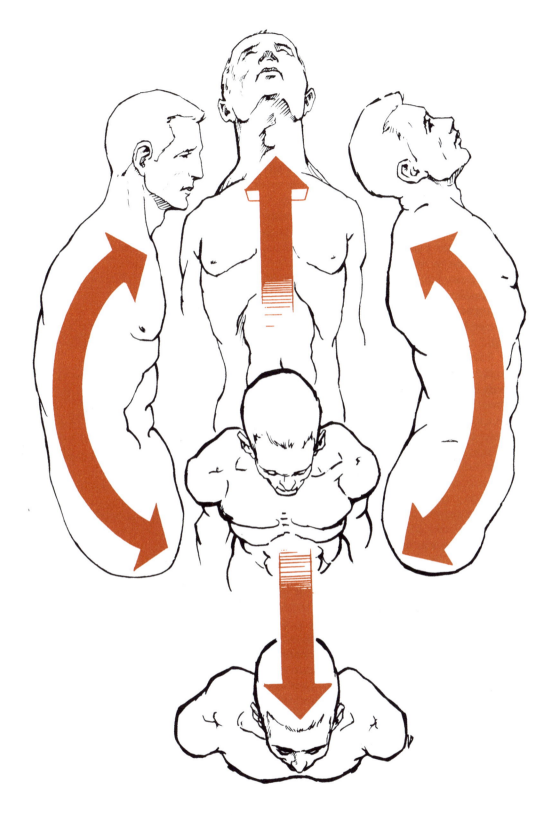

60 QUATRO RESPOSTAS DE SUSTO

*Anatomia
Emocional*

A resposta de susto é uma resposta organísmica para lidar com situações de emergência. Ela é planejada para ser usada temporariamente; quando o perigo passa, o organismo volta ao normal. Mas essa mesma reação pode se tornar um estado habitual, de tal forma que continua organizada quando passamos a outros eventos. Ela não se desorganiza, mas permanece, como um padrão somático contínuo. Muitas pessoas estão sempre em um estado de retesamento moderado contra um perigo que elas não conseguem articular plenamente. A palavra estresse é usada para descrever esse estado contínuo, enquanto "susto" ou "alarme" refere-se ao estado temporário. As figuras usadas em todo este capítulo referem-se à dinâmica, organicamente similar, tanto nas situações de susto quanto nas de estresse.

O reflexo de susto é a resposta fundamental a quaisquer estímulos desconhecidos, não importa se dolorosos ou prazerosos. Ele compromete nossa atenção com os novos estímulos, afastando-nos da atividade presente. Esse reflexo tanto faz a atenção se desfocalizar quanto refocalizar, instantaneamente, e, dessa forma, protege o organismo, informando-o sobre o que está acontecendo tanto dentro quanto fora.

A resposta de susto começa na parte superior do corpo. No primeiro estágio do susto, há rigidez, a espinha se apruma e, talvez, até mesmo se arqueie. Todos os músculos espinhais extensores se contraem. Isso é paradoxal, porque a reação ao medo é a flexão, que faz o corpo dobrar para dentro para proteger os órgãos internos. A flexão envolve os fortes músculos das costas. Mas na primeira resposta de susto, não há flexão, há extensão. Isso isola o estímulo e faz com que ele seja focalizado. Para focalizar, a parte superior do corpo precisa agarrar, segurar, firmar. Portanto, o início da reação de susto pode ser caracterizado como um estado de "não se mexa!". Tudo pára. Tudo permanece em estado de alerta. Os primeiros passos envolvem enrijecimento da espinha, rebaixamento do diafragma, abertura das vias aéreas e represamento dos pulmões.

Na seqüência de respostas que vai da precaução moderada ao choque agudo ou terror, o grau de rigidez aumenta, até anestesiar o organismo. Em um estado extremo de choque, há total imobilidade dos músculos, da medula espinhal e dos pulmões, perda de foco dos olhos e congelamento parcial dos fluidos e do suprimento de sangue arterial. Isso ocorre em animais atacados por inimigos.

Nos estágios iniciais do susto, todos os telerreceptores — olhos, ouvidos e nariz — estão altamente alertas. Onde está o perigo, o que é, ele provoca associações? Uma criança recém-nascida é desprovida de associações e, portanto, imediatamente chora pedindo ajuda. No último e mais extremo estado, o choque, os pequenos músculos e os músculos lisos do organismo se fecham. Ocorre um anestesiamento. Esse estado pode ser precedido de desmaio, queda ou colapso. A pressão sanguínea despenca, o organismo se retrai completamente de suas superfícies para suas profundidades, recuando para os recessos mais profundos da vida. O choque extremo e a perda de pressão sanguínea podem, às vezes, resultar em morte. Portanto, a rigidez e o choque são os pontos extremos: um é moderado, o outro, grave. E há muitas posições intermediárias.

O reflexo de susto baseia-se na capacidade do organismo em paralisar a pulsação, criar segmentação e recrutar mais e mais de suas camadas para a resposta. O reflexo de susto envolve:

a) mudança na musculatura e na postura;
b) mudança no formato do diafragma;
c) aumento ou redução na espessura das paredes corporais;
d) distanciamento entre as bolsas;
e) mudança na relação do corpo com a linha gravitacional da terra;
f) alteração de sentimentos, emoções e pensamentos.

FIGURA SESSENTA E UM. Investigação, cautela — o início do reflexo de susto. A inibição interrompe a atividade presente e nos alerta e retesa, para que possamos investigar, estar em posse de nossos sentidos, examinar, descobrir os fatos. As agressões aumentam o estado de alerta, organizando a atenção e a prontidão para a ação. Há um ligeiro aumento na produção de adrenalina. Esse estado não é necessariamente negativo. Atores, locutores, atletas e estudantes utilizam esse padrão básico. Esse estado é considerado desejável nas competições e nas realizações. Ele parece ser mais do que nosso estado normal, causando alerta e uma correspondente excitação, embora sem o medo do combate. Estar alerta, mas não combativo, é algo raro, porque a excitação mobiliza os músculos de ataque-fuga. Os tubos tornam-se atentos e tensos e se erguem ligeiramente na pélvis. Há um aumento da atividade excitatória do tônus muscular. As bolsas se expandem e a motilidade dos órgãos aumenta. A bolsa abdominal-pélvica se comprime ligeiramente, enquanto as bolsas torácica e craniana intumescem. Assim, aumenta a peristalse. O músculo estriado nos ergue, para nos tornar alertas. A boca fecha, as narinas abrem, os olhos se arregalam, os braços se flexionam, enquanto o peito se levanta pelos intercostais, o diafragma desce e as pernas enrijecem ligeiramente. Em resumo, a parede externa se comprime, mas as cavidades ficam intactas. O cérebro está desperto; a atenção flui livremente. Essa é uma postura territorial, de proteção de nosso próprio espaço.

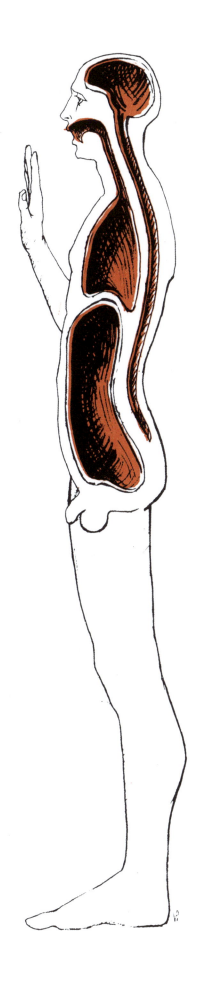

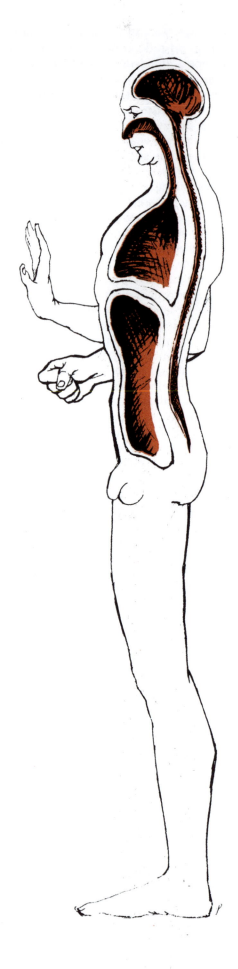

FIGURA SESSENTA E DOIS. Retesamento, desagrado, orgulho. Aqui começa o distresse. A bolsa abdominal se comprime, enquanto a bolsa superior se expande. O diafragma desce. Os tubos se retesam. O peito sobe, inspira; os intestinos se contraem; os sentidos se concentram no objeto; a estrutura se retesa ainda mais. A excitação se intensifica e a pulsação dos órgãos aumenta. O organismo puxa para longe da pélvis e do chão. Essa postura significa: "Mantenha-se a distância ou eu ataco". A posição "Fique aí" se reflete na palma estendida; a posição de perigo é evidenciada pelo punho fechado, e a posição de bravata é vista no corpo que se amplia. Os músculos da cavidade abdominal-pélvica têm sua pressão aumentada, injetando força no peito e na cabeça. As pulsações se compartimentalizam, aumentando e aprofundando no peito, diminuindo nos intestinos. Braços, pernas, pés e músculos se contraem, prontos para empurrar, bater, entrincheirar, ficar parado ou agarrar. Essa é a postura do desagrado, do estabelecimento de limites.

FIGURA SESSENTA E TRÊS. Rigidez, aversão, medo. Até aqui, a reação ao susto/estresse envolveu ficar de frente, confrontando os fatos; havia uma orientação em direção ao mundo. O organismo estava expansivo, alerta, alongado, atento. Aqui, o padrão de aversão começa com uma prontidão para se desviar de uma reação de ataque. O organismo está em conflito, inseguro: não sabe se deve ficar de frente, virar-se ou dobrar-se como uma bola. Isso resulta da compressão da parede abdominal e das vísceras (a cabeça vira, agora profundamente inundada de sangue) e da tendência inata de dobrar-se para se defender. A tática para agarrar com a boca e com as mãos também faz o corpo levantar, afastando-o do chão. As cavidades da cabeça e do peito se expandem. A motilidade na cabeça e no tórax aumenta. Os órgãos abdominais estão comprimidos, com redução da motilidade e do fluxo sanguíneo. A pélvis e os pés são intensamente puxados para cima. A excitação se acelera. Os tubos se contraem e congelam, preparando-se para se tornarem sólidos. A mensagem é: "Ou você toma a iniciativa ou eu". Perdemos o controle do que está à nossa volta, a capacidade de afetar o outro. Estamos presos numa armadilha e não podemos escapar. Permanecemos na situação, mas começamos a nos dissociar. Esse é o começo da desorganização.

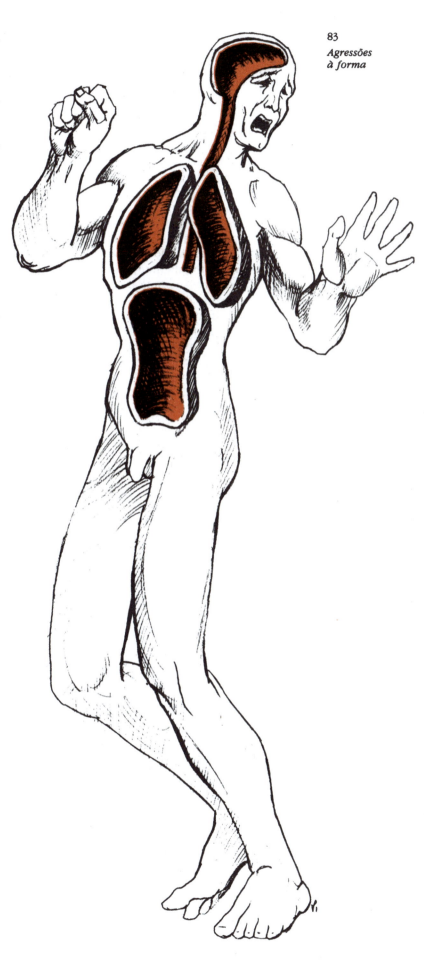

63 RIGIDEZ, AVERSÃO, MEDO

FIGURA SESSENTA E QUATRO. Retesamento e espasticidade. Aqui começam a compressão, a espasticidade e a solidez. O organismo não consegue se mexer, é incapaz de fazer qualquer coisa, congela, preso numa extensão ascendente. Ele diz: "Não serei uma ameaça, não vou me mover, não vou ceder, nem perder meu espaço". Surge a impotência. A cavidade da cabeça se estreita, o peito trava na inspiração, os intestinos tornam-se espásticos e imóveis à medida que o organismo puxa totalmente para longe da pélvis e do chão. O diafragma trava na expiração, enquanto o peito trava na inspiração. A excitação diminui. A cavidade craniana e o tubo da medula espinhal entram em constrição. A pulsação craniana se limita, à medida que a cabeça se inclina intensamente para trás e a garganta e os tubos nasais se contraem. As mãos congelam no gesto de submissão. Elas se fecham ou se retesam, inativas — sinal de não-contato. Em vez de excitação, há uma animação em suspenso. Esse é o começo do aumento da fragmentação com respostas de pânico e choro.

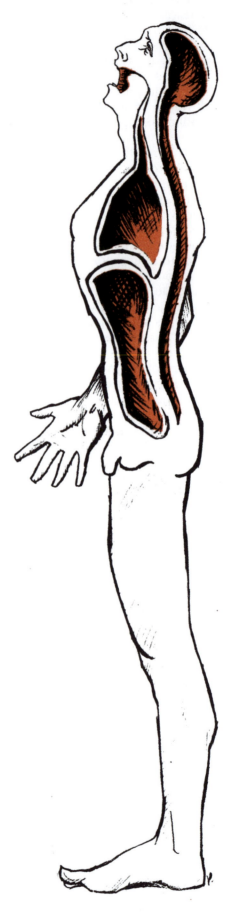

FIGURA SESSENTA E CINCO. Recuo, submissão. A desorganização, a queda e a derrota têm início. Esse organismo está fatigado, incapaz de lutar. Ele recua da postura de guerreiro independente para as bolsas abdominal e visceral. Essas bolsas se expandem, enquanto se reduz a cadência das pulsações do peito e da cabeça. A pressão do peito se reduz. O diafragma começa a descer, o peito colapsa. Os tubos tornam-se fracos e se vergam. As bolsas perdem vitalidade, tornam-se irregulares, carentes de suporte. As cavidades superiores do crânio, peito, esôfago são arrastadas para baixo com o colapso da parede abdominal anterior. A parede abdominal distende-se devido à sua fragilidade. A excitação decai. Perdemos a esperança ou a expectativa de ajuda, suporte, encorajamento ou contato. Afundamos em um estado de submissão. As mensagens que enviamos são: "Eu desisto, me submeto, me encolho".

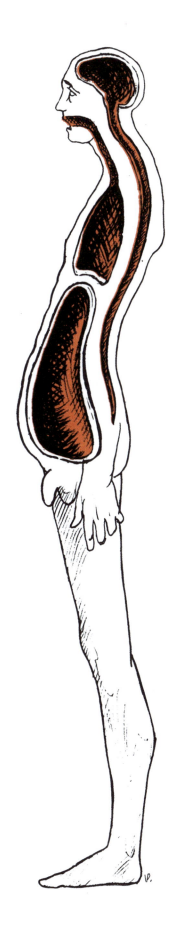

FIGURA SESSENTA E SEIS. Colapso, derrota, resignação. Os órgãos abdominais e cranianos se tornam flácidos, enquanto o tubo oral e digestivo se torna espástico. A bolsa abdominal-pélvica colapsa ou forma uma protuberância. O diafragma se achata na posição de expiração, mas, paradoxalmente, o peito está afundado. Devido à fadiga, há pouca ou nenhuma excitação; ao contrário, há apatia, resignação, falta de confiança. A respiração acontece na região abdominal, porque a parte superior do peito já não se move facilmente. A protrusão dos intestinos significa pulsação e peristalse deficientes. O envergamento das pernas favorece a tendência ao colapso. A cabeça, a espinha, o esôfago e a língua são puxados para baixo, com o prolapso dos órgãos abdominais, que intumescem para dar suporte. Desistimos e nos sentimos desesperados, apáticos, derrotados, amedrontados e desesperançados. A declaração emocional é: "Estou desmoronando, me resigno, deixo de existir".

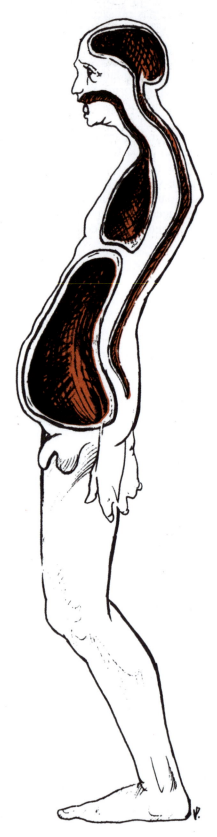

FIGURA SESSENTA E SETE. Terror que congela, susto extremo. Essa reação não é parte do *continuum*, mas um resultado instantâneo em casos de choque extremo. Trata-se do reflexo de Moro. Nessa postura, vista ocasionalmente em crianças, há um encolhimento e uma fragmentação instantâneos, uma cisão, como se o organismo estivesse se estilhaçando. Todas as cavidades — cabeça, tórax, boca, abdômen — estreitam-se instantaneamente. A motilidade está num nível mínimo. A atividade congela. Os membros se tornam espásticos. A respiração é mantida na posição de expiração. O retraimento se estabelece por um recuo no coma.

87
Agressões à forma

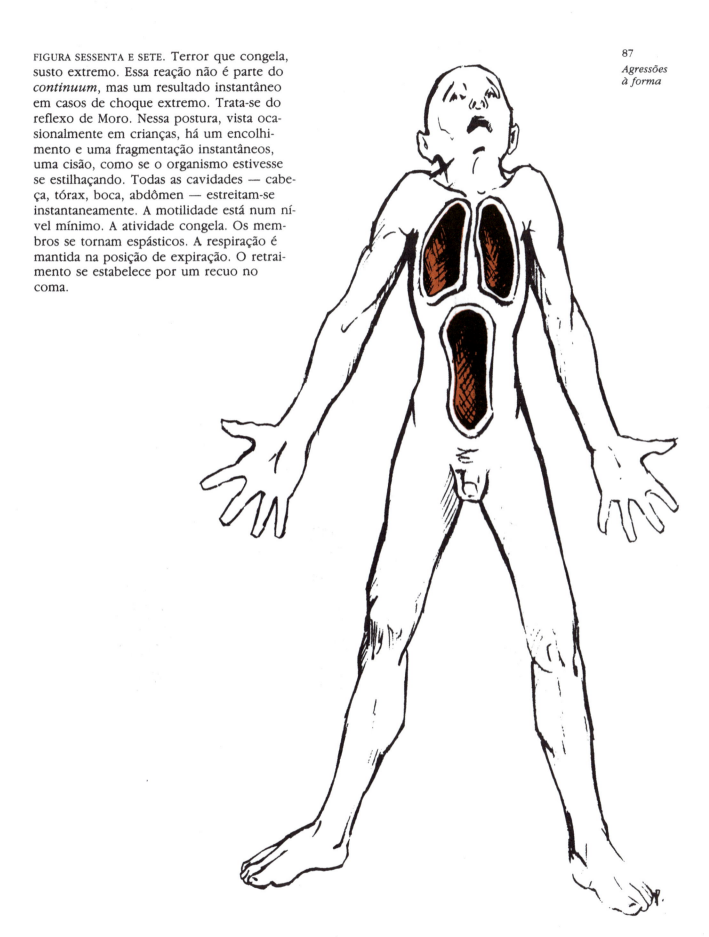

67 TERROR QUE CONGELA, SUSTO EXTREMO

FIGURA SESSENTA E OITO. *O continuum* do reflexo de susto. Essa figura mostra as respostas de susto/estresse como um *continuum*, no qual os segmentos progressivamente se enrijecem e as bolsas se comprimem. A contenção das camadas profundas dos músculos estriados é substituída por contração dos músculos lisos dos intestinos e, finalmente, por uma profunda contenção do tubo neural, que resulta em anestesia e inconsciência. O *continuum* de susto/estresse revela que o organismo primeiro puxa para cima, separa sua metade superior de sua metade inferior, puxa para longe do mundo abdominal-pélvico e para dentro do peito, diafragma, garganta e cérebro. Essa separação causa, posteriormente, uma segmentação real — cindindo o organismo em duas metades: superior e inferior. Isso ocorre em resposta a um medo tanto externo quanto interno. A segmentação também acontece quando há rotação ou desvio. O organismo se desvia de si mesmo ou dos outros, mas, se não tiver capacidade para fazer isso, o corpo vai em duas direções — ele fica e vai, ao mesmo tempo. Ele se rompe. Os músculos vão em direções opostas. Ou então ele se torna tão comprimido que o espaço vital diminui e a capacidade de preencher e inchar desaparece. O organismo acaba se tornando unidimensional. Ainda que o profundo impulso para se alongar permaneça, novamente há guerra entre a plena postura ereta e o colapso.

As respostas de susto são, normalmente, progressivas. À medida que a agressão insiste em não ir embora ou se torna mais forte, nós nos movemos ao longo do *continuum*; mas, se a agressão é esmagadora logo de início, podemos pular alguns passos ao longo do *continuum*, indo da investigação à depressão ou choque. O reflexo de susto não é mecânico, mas complicado e individualizado

As respostas de susto ou estresse podem também estar em conflito. Em um nível, o organismo deseja vergar-se, mas, em outro, enrijece ou se retesa, pois o colapso, em si

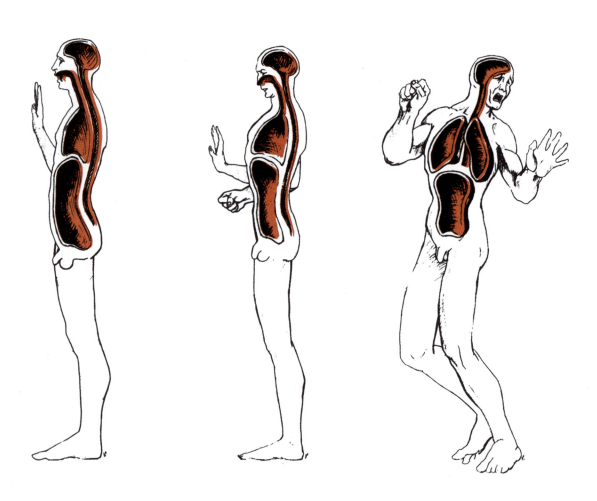

mesmo, é uma agressão. Podemos ficar irritados com uma agressão, mas nosso nível de raiva pode, em si mesmo, ser um ataque a mais e, portanto, nos retraímos e colapsamos. O reflexo de susto não é simples; podem ocorrer dois padrões ao mesmo tempo.

A figura 68 mostra dois fenômenos — os padrões do reflexo de susto e os padrões de estresse. Os primeiros são temporários e utilizados para emergências. Os últimos são a continuação, intensificação e consolidação das posições de susto em estados tissulares de estresse. O *continuum* de susto/estresse indica que os dois processos estão em andamento — expansão, alongamento, voltar-se para fora; e contração, compressão, voltar-se para dentro. A primeira metade das posições de susto — figuras 61, 62, 63 — envolve tornar-se maior; esse alongamento pode se tornar fixo e inflexível — uma posição de estresse. A segunda metade das posições de susto — figuras 64, 65, 66 — enfoca o tornar-se menor; esse encurtamento pode tornar-se fixo ou inevitável — outras posições de estresse.

Esses padrões somáticos são processos de autopercepção profunda — um modo de sentir e de conhecer o mundo. Eles são mais do que mecânicos. São uma forma de inteligência, um *continuum* de auto-regulagem. Esses padrões são fenômenos estratificados e tubários, que afetam todo o organismo. São intrínsecos e despertam estados musculares, do alto da cabeça à ponta dos pés. Os músculos e os órgãos não estão apenas contraídos, mas organizados em uma configuração. Essas organizações tornam-se nossa maneira de reconhecer o mundo e a nós mesmos e, por sua vez, elas se tornam a maneira de o mundo nos reconhecer. Para compreender um indivíduo, portanto, é preciso ser capaz de determinar que configuração, de susto ou de estresse, pode ser dominante e quais outras configurações complexas podem estar presentes, de que modo afetam somática e emocionalmente a pessoa, e a quê dão origem em termos de autovisões, autopercepções e auto-imagens.

68 O *CONTINUUM* DE SUSTO E ESTRESSE: DA ASSERÇÃO À DERROTA

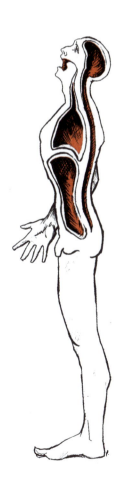
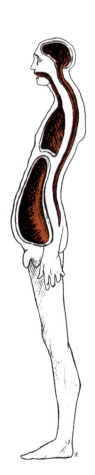
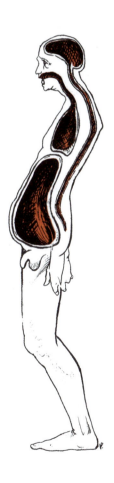

"overbound" e "underbound": o corpo da experiência de estresse

O organismo lida de duas formas com agressões contínuas ou cumulativas. Ou resiste ou cede. Resistir requer que o organismo fique em pé, perante o ataque, para repeli-lo. Ceder requer que o organismo se renda, aceite a agressão e recue para um nível inferior de funcionamento. Ao resistir, o organismo torna-se mais sólido; se enrijece ou se retesa. Ao criar mais forma, estrutura, limites e solidez, o organismo torna-se *overbound*. Ao ceder, o organismo amolece, rende-se, assemelha-se mais ao líquido. Ao criar menos forma, estrutura, limites e um estado mais liquefeito, o organismo torna-se *underbound*.

A motilidade e a pulsação estão intimamente relacionadas ao estado dos tubos, camadas, bolsas e diafragmas. Quando estes têm um bom tônus, isto é, uma motilidade ininterrupta, isso se reflete na vitalidade física e emocional. Os reflexos de susto e estresse inibem a motilidade e a pulsação. Criam um conflito entre o impulso para continuar o padrão pulsátil e a necessidade de reduzi-lo ou acelerá-lo. Para que a pulsação diminua ou se acelere, o ciclo de expansão-contração nos tubos, camadas e bolsas precisa ser alterado.

A pulsação é um *continuum* de expansão e contração. Tubos, camadas, bolsas e diafragmas estabelecem o limite para expansão e contração. Eles têm uma amplitude normal e uma amplitude de emergência, às quais recorrem temporariamente. Por exemplo, o coração se acelera quando praticamos exercícios físicos; ao interrompermos o exercício, o coração volta ao normal. As respostas de estresse fixam o organismo em algum ponto de uma série de respostas de emergência — excitadas ou inibidas. Uma vez que a pulsação envolve uma interação entre tubos, camadas, bolsas e diafragmas, à medida que a pulsação se acelera ou se reduz, todo o organismo é afetado. Se isso se prolonga, o resultado é uma mudança permanente na forma e no funcionamento dos órgãos e camadas.

As respostas de susto/estresse exageram a natureza da expansão e da contração. As primeiras três posições de susto-estresse intensificam a expansão normal, o movimento do *self* para fora e em direção ao mundo. As três últimas posições distorcem a contração normal, o movimento do *self* para dentro e de afastamento do mundo. Quando o ciclo de expansão-contração permanece fixo ou estático, a forma somática torna-se *overbound* ou *underbound*.

Overbound refere-se à primeira metade do *continuum* de estresse, a estruturas que inicialmente se retesam e enrijecem, e depois se comprimem e se compactam como defesa contra agressões contínuas. Tornar-se mais sólido é a primeira linha da defesa contra o estresse. Aumentar a forma é tornar-se *overbound*. O resultado é motilidade, permeabilidade e vulnerabilidade reduzidas. A excitação se deprime, as pulsações e a peristalse hibernam.

Underbound refere-se à segunda metade do *continuun* de estresse, a estruturas que inicialmente incham em direção ao ambiente, e depois colapsam para dentro como defesa contra agressões contínuas. As estruturas *underbound* se tornam mais liquefeitas. Elas criam menos forma para lidar com o estresse. A motilidade e a permeabilidade aumentam, mas carecem de intensidade. A excitação extravasa. A pulsação torna-se arrítmica e segue em meandros. Há falta de foco e contenção.

FIGURA SESSENTA E NOVE. As cintas: controles da pulsação. Assim como os encanamentos têm válvulas para evitar o refluxo e para escoar, o organismo também tem partes que se estreitam, para mover substâncias de modo mais rápido, ou que se alargam, para mover coisas em ritmo mais lento. Ampliando ou reduzindo a função da válvula, o organismo acelera ou reduz seu ritmo.

Em resposta ao estresse, o organismo aumenta ou diminui a pressão. As mudanças de pressão envolvem dois eventos simultâneos. Primeiro, as camadas se tornam mais sólidas ou mais liquefeitas. Segundo, as bolsas se movem, aproximando-se ou distanciando-se entre si. Essas mudanças nas camadas e bolsas alteram o funcionamento dos diafragmas e, por conseguinte, da pulsação. Os diafragmas são os principais pontos de saída, entrada e transição. São os lugares por onde as coisas entram, passam, vão para baixo, para cima e saem. As cintas ilustram o conflito circular e a distorção dos espaços internos. Mostram os lugares onde há contenção ou compressão ou aqueles onde isso não ocorre, onde há regulagem da pressão e especialização de segmentos. Por exemplo, algumas pessoas encolhem o pescoço até que o espaço entre cabeça e tórax desapareça. Outras contraem a cintura para separar o abdômen da pélvis. Inchar é uma defesa alternativa. Sem uma constrição mínima, as bolsas se fundem. A figura 69 sugere, portanto, que apertar a cinta aumenta a pulsação e afrouxar a cinta diminui a pulsação. Apertar algumas cintas, ao mesmo tempo em que se afrouxa outras, cria uma pulsação desordenada.

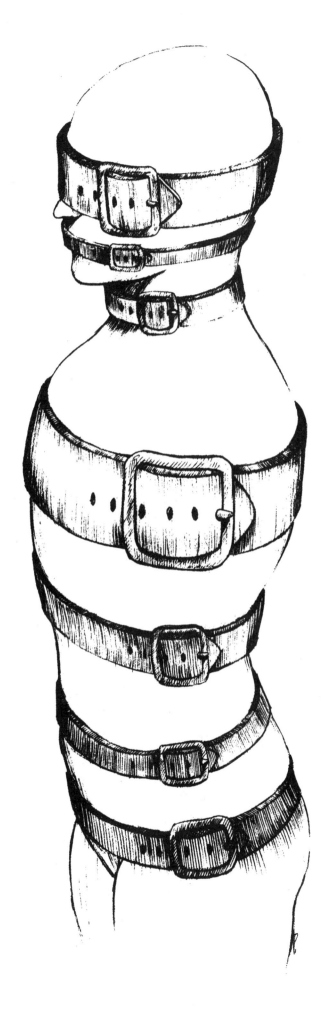

FIGURA SETENTA. Super e subexcitação. Quando as reações ao estresse tornam-se fixas, as formas e a motilidade dos órgãos são distorcidas. Os padrões emocionais e de movimento são afetados. A pressão é regulada pelas camadas da parede muscular esquelética, que são como um imenso diafragma ao redor de uma série de bolsas. Cada bolsa tem uma parede corporal, um teto, um chão — todos trabalhando em harmonia, como um diafragma que bombeia. Todas as bolsas pulsam, expandindo-se e contraindo-se harmoniosamente, gerando a motilidade básica que é nossa auto-referência. Essa maré pulsátil move-se para trás e para a frente, entre a excitação e a contenção, entre a expansão e a contração, entre o inchar e o encolher — como uma sanfona. Quando os padrões de estresse se tornam permanentes, o ciclo da sanfona pulsátil não se completa e ela se tranca numa excitação inflamada ou inibida. A figura 70 mostra as duas distorções da pulsação normal: *overbound* à esquerda e *underbound* à direita. A distorção *overbound* acelera a pulsação e a *underbound* reduz seu ritmo. A pulsação muda quando o organismo superexpande ou supercontrai. Nos estados *overbound*, o enrijecimento é superexpansão e o retesamento é supercontração. Nos estados *underbound*, o inchaço é superexpansão e o colapso é supercontração. A figura 70 mostra, também, que esses padrões são estratificados; tanto o tubo muscular quanto o tubo visceral participam deles. Pode haver um padrão em ambas as camadas. Por exemplo, uma camada de rigidez pode cobrir uma outra camada rígida, ou um colapso pode existir sobre um outro colapso. Por outro lado, pode haver superposição de padrões alternados. Pode haver uma camada intermediária rígida com uma camada interna em colapso, ou, inversamente, uma camada intermediária em colapso, com um interior rígido.

Camadas e bolsas têm relação com as mudanças da pulsação. Para acelerar a pulsação, as camadas se tornam mais sólidas e as bolsas se aproximam. Quando o organismo se fixa nessa postura, a pulsação se acelera e, conseqüentemente, as camadas precisam se tornar mais sólidas. O padrão se intensifica ainda mais. Isso é também verdadeiro para a pulsação reduzida, em que as camadas se tornam menos sólidas e as bolsas se separam. O restante deste capítulo mostra os efeitos da excitação acelerada ou reduzida nas bolsas, músculos e tubos.

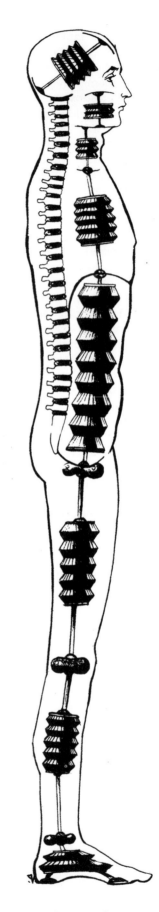

70 DISFUNÇÕES PULSÁTEIS: GENERALIZADAS OU LOCALIZADAS

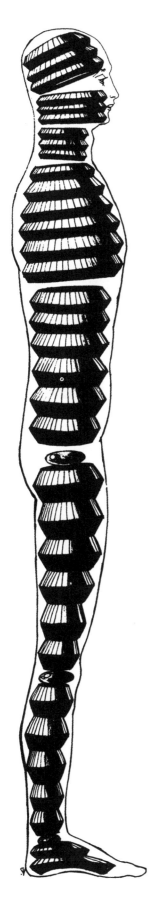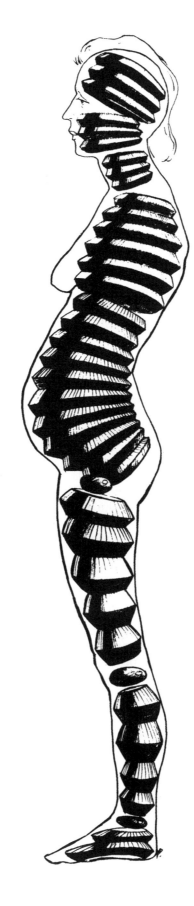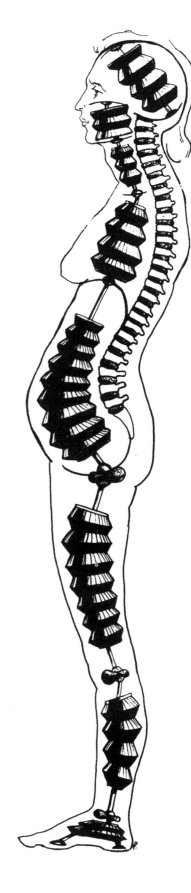

OVERBOUND UNDERBOUND

FIGURA SETENTA E UM. Bolsas contidas, *overbound* e *underbound*. Vista lateral das principais bolsas — cabeça, peito e pélvis — e das relações entre os três tubos — a pele ou tubo externo, a estrutura de suporte intermediária dos músculos e o tubo interno ou camada profunda de órgãos. Essa figura mostra os efeitos das condições *overbound* e *underbound* sobre os tubos e órgãos internos.

Relações distorcidas ocorrem na parede externa, nos órgãos internos e nas bolsas. Nas estruturas *overbound*, pessoas rígidas e densas, a abóbada craniana se enche. As paredes externas engrossam e invadem os limites internos. Os espaços do tubo interno se estreitam, assim como as saídas e entradas do esôfago, aorta, coração e ânus-uretra. A pressão interna se acumula, dando origem à sensação de encurralamento ou esgotamento. A flexibilidade da parede externa diminui. A excitação se deprime, a pulsação é interrompida, a peristalse se intensifica, mas se achata. As três camadas são envolvidas nesse processo complexo. Mas também pode acontecer que apenas uma camada, a externa ou a interna, se torne *overbound*.

A forma *underbound*, de estruturas inchadas ou em colapso, desenvolve um afinamento da parede externa. Sem resistência muscular, os tubos e os espaços internos não conseguem sustentar-se e começam a se esparramar para fora ou a colapsar para dentro. O tônus dos esfíncteres se perde. Há inchaço ou prolapso. O coração e os pulmões se expandem com fluido. A expansão é perceptível em todas as entradas e saídas, camadas e bolsas. À medida que há perda de resistência, a peristalse é afetada — a excitação extravaza ou segue em meandros, sem direção ou foco. Visto que o organismo é estratificado, também pode acontecer um inchaço na camada muscular espástica, como compensação interna.

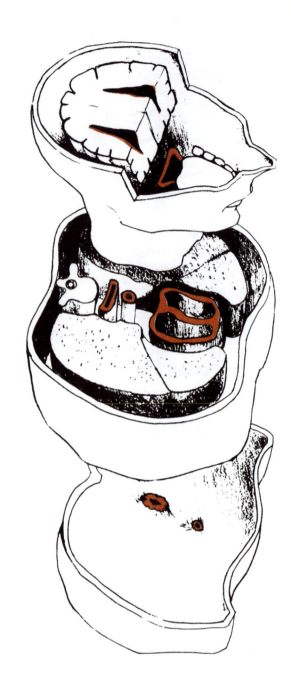

CONTIDA

71 BOLSAS CONTIDA, OVERBOUND, UNDERBOUND: COMPARAÇÃO

95
Agressões à forma

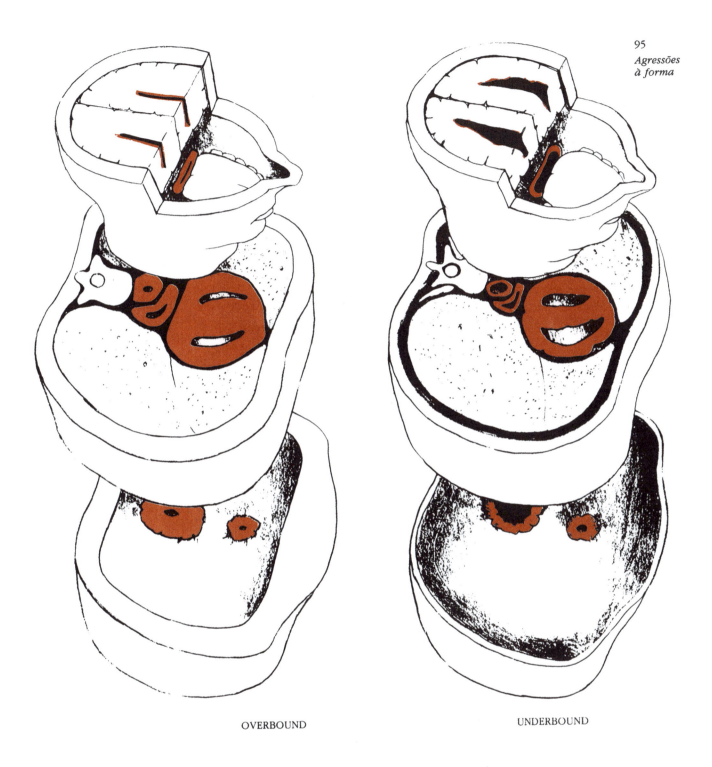

OVERBOUND   UNDERBOUND

FIGURA SETENTA E DOIS. Tônus muscular — normal, *overbound* e *underbound*. Uma importante função dos músculos é criar o tônus que mantém os limites ou continentes internos. Um músculo normal, ou contido, é elástico, capaz de expansão ou contração plenas. O músculo é firme, suave, com flexibilidade e elasticidade.

Os músculos *overbound* oferecem muita resistência. São sólidos demais. Os músculos rígidos são curtos, espásticos, estreitos, apertados, fibrosos, cheios de nós. Quando os músculos se superexpandem, a contração normal é afetada. Os músculos se enrijecem como um cabo de aço estendido. A densidade, outra forma *overbound*, envolve músculos que se espessam e compactam. Eles se tornam incapazes de comprimir-se, como cordas usadas nos navios. Isso distorce a expansão normal. Ambos os estados refletem hipertrofia, uso excessivo, uma condição crônica.

Os músculos *underbound* criam pouca resistência. Quando essa função de limite enfraquece, os conteúdos incham ou extravasam. Os músculos inchados contêm muita água. Eles parecem intumescidos, como se estivessem cheios de líquido, gordura, ar. Há pressão interna, mas como falta tônus aos músculos, ela encontra pouca resistência. Isso distorce a contração normal. Músculos frágeis ou em colapso perdem seus fluidos; eles secam e se tornam estreitos, esponjosos, pequenos, duros. Falta-lhes substância, é como se tivessem esfarelado. Há fraqueza e atrofia. Tanto a expansão quanto a contração normais são afetadas. Ambos os estados refletem hipotrofia e hipoplasia, desenvolvimento incompleto dos tecidos ou função prejudicada.

Cada um desses estados, a seu próprio modo, afeta a ação bombeadora do músculo. Músculos rígidos têm dificuldade para se contrair, e músculos densos, para se expandir. O organismo acaba se tornando inflexível. Músculos inchados ou em colapso não conseguem prover os limites que ajudam a gerar pressão ou mantê-la. O organismo extravasa ou entra em colapso.

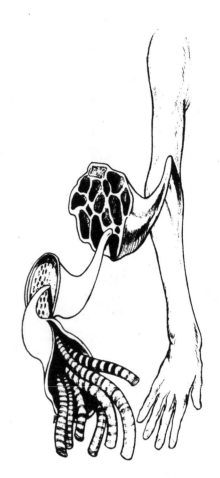

COLAPSO

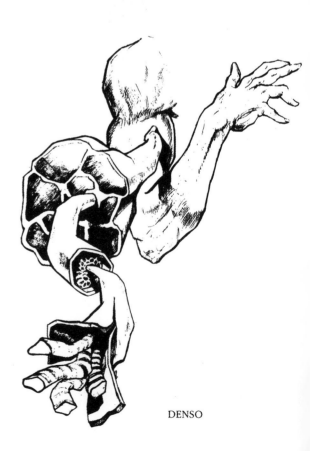

DENSO

97
Agressões à forma

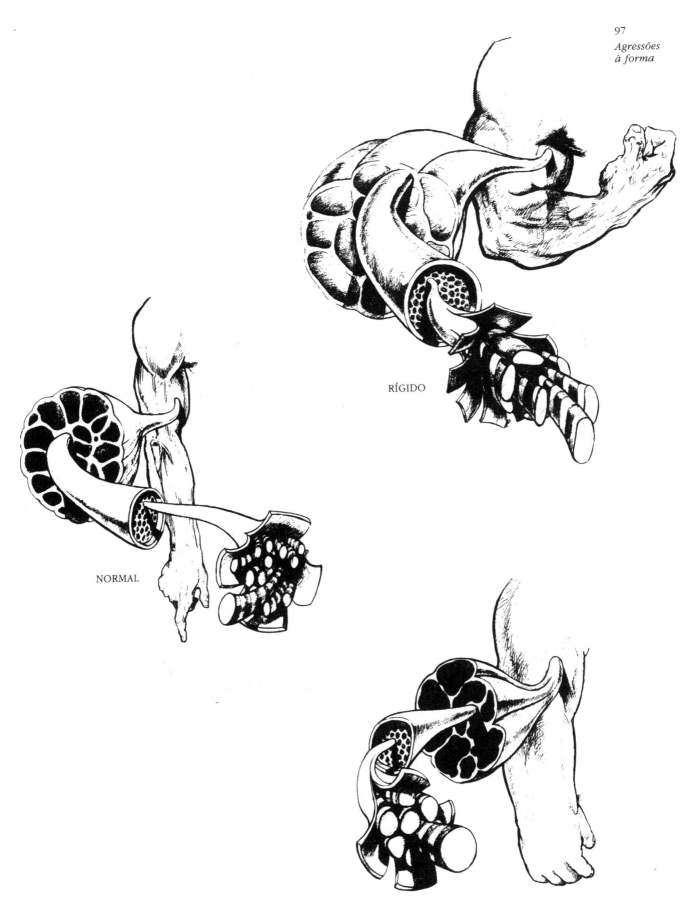

FIGURA SETENTA E TRÊS. Tubos *overbound* ou *underbound*. O organismo é uma série de tubos interligados — um tubo nutritivo, circundado por um tubo muscular, encaixado em um tubo neural. Um padrão contínuo de estresse que distorça qualquer um desses tubos, repercute em todos os outros. Um tubo muscular rígido acaba se estreitando, torna-se angular, apertado, fibroso, alongado. A parede do tubo se enrijece. Há pouca retração ou flexibilidade. O tubo denso se compacta. O espaço interno, assim, se oblitera por dentro, por uma implosão do tecido. Essa compactação ocorre tanto na dimensão vertical quanto na dimensão posterior externa. A parede do tubo se espessa; ela tem pouca capacidade de retração, pouca flexibilidade. Um exemplo seria o de um músculo tão implodido que comprime os vasos sanguíneos. O tubo inchado se expande de dentro para fora. As paredes do tubo são flexíveis demais; elas são finas e fracas e cedem, sem voltar à sua forma normal. Sem algo que os contenha, os conteúdos internos incham em direção ao ambiente. O tubo em colapso é uma estrutura enfraquecida. O espaço interno afunda para dentro, uma vez que não há suporte do tubo intermediário. Todos os tubos são fracos e incapazes de sustentar a postura ereta. A flexibilidade e a retração são mínimas.

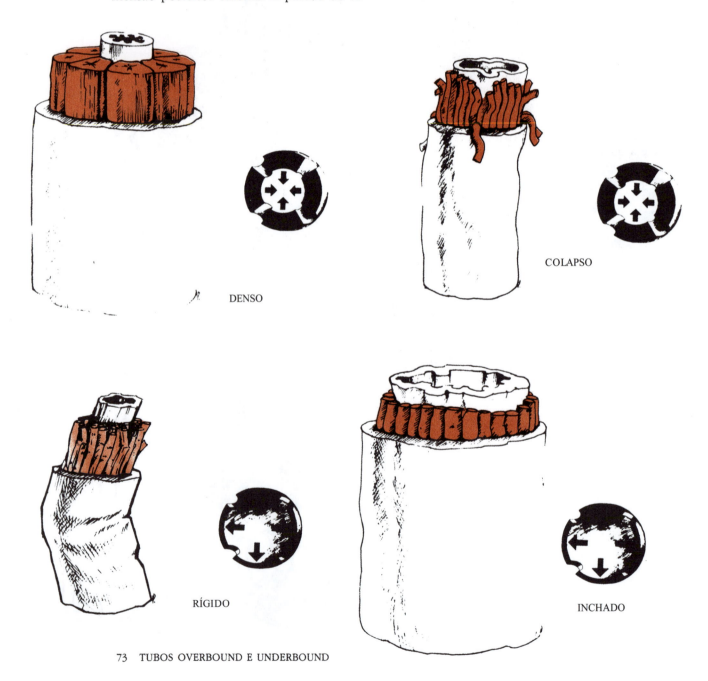

73 TUBOS OVERBOUND E UNDERBOUND

FIGURA SETENTA E QUATRO. Os tubos internos dos músculos cardíaco e liso. Os tubos se interinfluenciam. Uma distorção em um tubo causa impacto no tubo adjacente. Por exemplo, se os músculos e o tubo ósseo não conseguem dar sustentação ao organismo, o tubo muscular liso pode se pressurizar para prover uma função de suporte. Os tubos e órgãos internos são afetados pelos estados musculares *overbound* e *underbound*. Na parte interna dos tubos musculares cardíaco e liso há cavidades, canais ou luzes, através dos quais passa alimento, ar e sangue. O esôfago, os intestinos, os brônquios, a aorta e o nervo pneumogástrico são exemplos de tubos cujos conteúdos internos podem ser influenciados por mudanças na parede muscular. Com a rigidez, essas cavidades se estreitam em espasmo. Nas estruturas densas, a espessa parede corporal comprime os buracos para dentro, estreitando-os. Nas estruturas inchadas, o tubo muscular não consegue criar resistência. O tubo interno infla e se expande. As luzes do interior dos vários tubos perdem a forma e a diferenciação. No colapso ou na atrofia, a parede corporal implode, se esfarela, perde forma. Os tubos perdem parte de seus formatos e forma. As luzes já não são capazes de permanecer completamente abertas; elas também perdem forma e se dobram para dentro. Assim, os tubos interiores e a passagem de seus conteúdos são afetados pelo aumento ou redução de pressão dos tubos externos.

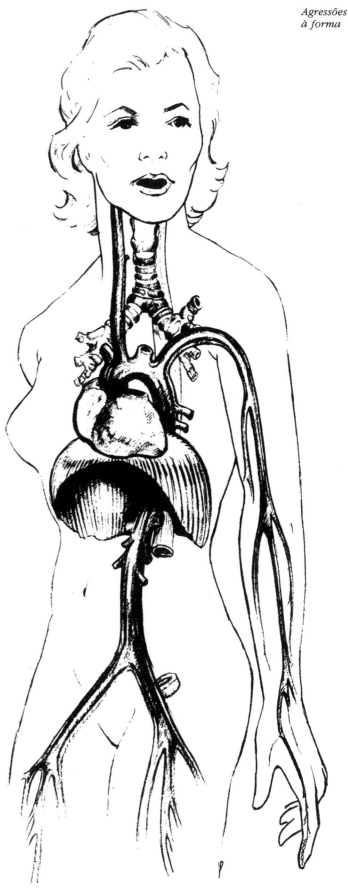

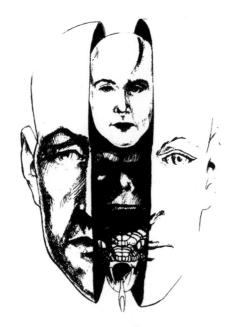

75 O PAPEL DO CÉREBRO: DIÁLOGO DA CONSCIÊNCIA DOS TECIDOS

FIGURA SETENTA E CINCO. O papel do cérebro: diálogo em três níveis na organização da pulsação. O cérebro localiza e categoriza as experiências celulares em um padrão geral de consciência dos tecidos. Quando o padrão de pulsação muda, tanto os sentimentos quanto a forma celular são alterados, assim como as imagens e estados conscientes e inconscientes. Na arquitetura do cérebro, há várias partes que dialogam para regular a pulsação. O tronco cerebral — o cérebro reptiliano de sangue frio — regula as ações primárias reflexas. Ele inclui as emoções primárias — medo, ataque, raiva. No mesencéfalo, são armazenados os sentimentos dos mamíferos de sangue quente, juntamente com a história de cuidados e contato. Na camada externa, o córtex, ocorrem as funções de informação e simbólica. Aqui, as imagens sociais e as mensagens emocionais formam uma linguagem para regular a função do mesencéfalo.

Para registrar a consciência dos tecidos e as experiências emocionais, os três níveis do cérebro estabelecem um diálogo. Os padrões de susto começam como ação reflexa, padrões brutos de sensação à medida que o organismo se torna alerta e se enrijece. O mesencéfalo adere ao diálogo, invocando aprendizagens emocionais passadas, que contribuem para os padrões de ataque e fuga, orientados para a sobrevivência. Finalmente, o córtex se engaja na conversa, com seus registros relativos a respostas sociais e emocionais.

As camadas dos tubos são representadas no cérebro como possibilidades de experiência e ação. O susto e o estresse, assim como o prazer e a ternura, são registrados na forma dos tubos e das bolsas e seu estado celular. A figura 75 mostra como as experiências de estresse e distresse são registradas, como a emoção e a lógica se formam como respostas ao sofrimento e se tornam um modo de pensar e de sentir que diminui a dor e incentiva a sobrevivência.

FIGURA SETENTA E SEIS. Tipos mistos. Os exemplos anteriores de *overbound* e *underbound* representam tipos clássicos ou puros. Alguns indivíduos se encaixam facilmente nessas categorias; outros são tipos mistos. Um tipo misto é uma estrutura que é tanto *overbound* quanto *underbound*. Isso resulta de dois diferentes padrões de estresse, que ocorrem em momentos diferentes do desenvolvimento do organismo. Os tipos mistos podem se localizar em diferentes bolsas ou em diferentes camadas. Uma determinada estrutura pode ser fraca na metade inferior porque lhe faltou segurança quando jovem, mas sua metade superior pode ser forte. Um peito em colapso pode ser contrabalançado por uma metade inferior do corpo rígida, densa. Uma metade superior inchada pode ser combinada com uma parte inferior teimosa, passiva, não-responsiva. Pode haver uma profunda espasticidade nas camadas externas e fraqueza ou intumescimento nas camadas internas. Na superfície, uma estrutura pode ser desafiadora e inflexível, ainda que num nível mais profundo lhe falte suporte e haja medo de um colapso.

O primeiro tipo misto é contido ou normal na cabeça, rígido no peito e estufado no abdômen. No segundo exemplo, uma cabeça rígida combina-se com um peito inchado e um abdômen contido. O exemplo final é uma cabeça inchada, combinada com um peito contido e um abdômen rígido.

Quando um segmento está contraído e um outro inchado, há sensações e sentimentos mistos. Os sentimentos podem estar presos, congelados, mortos em uma bolsa, ao mesmo tempo que difusos, vazios, fracos em outra. A estrutura interna pode estar anestesiada, rígida, com medo da perda de controle, enquanto a externa tem expansão e contração plenas. Nos tipos mistos, todas as camadas são afetadas por intumescimento ou constrição das várias bolsas.

101
Agressões à forma

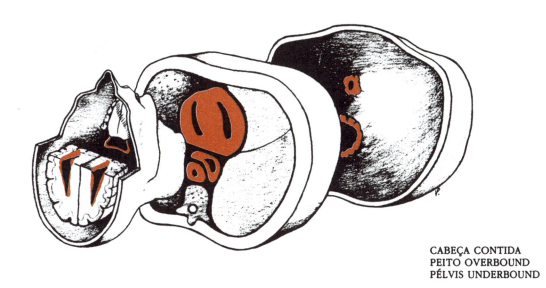

CABEÇA CONTIDA
PEITO OVERBOUND
PÉLVIS UNDERBOUND

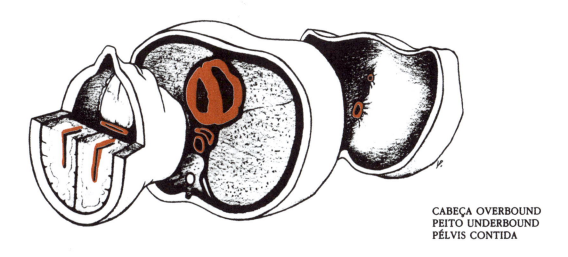

CABEÇA OVERBOUND
PEITO UNDERBOUND
PÉLVIS CONTIDA

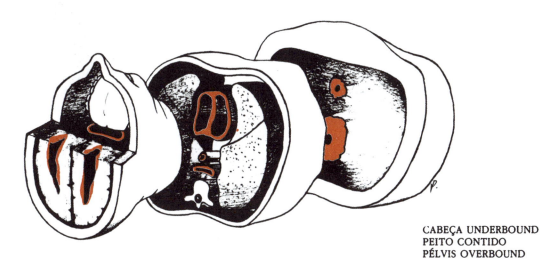

CABEÇA UNDERBOUND
PEITO CONTIDO
PÉLVIS OVERBOUND

76 TIPOS MISTOS: CONTIDOS, OVERBOUND, UNDERBOUND

FIGURA SETENTA E SETE. O organismo em camadas. Várias camadas do corpo podem estar, simultaneamente, sob padrões opostos de sustentação. Qualquer tubo pode ser *overbound* ou *underbound*. O sistema digestivo, os músculos e o cérebro podem estar agitados, enquanto os músculos estriados externos estão inibidos ou inativos. Um tubo pode estar excitado, o outro amortecido ou até mesmo apático. Pode haver rigidez na camada de pele ou na do sistema nervoso. O tubo digestivo pode estar inchado enquanto a camada muscular está em colapso. Esses padrões são interrelacionados; o colapso em uma camada reclama por uma supercompensação em outra.

A asma é um bom exemplo dos conflitos nas bolsas e camadas. Os pulmões não sabem se devem expirar ou inspirar. A estrutura não pode respirar ou não respira, embora esteja tentando fazê-lo. O peito quer descer para ajudar a expiração, mas não consegue e, por isso, permanece elevado. Os alvéolos não conseguem se contrair e ficam abertos, embora o cérebro grite para receber ar. A inspiração ocorre no estilo rápido de emergência, pois o cérebro não consegue dizer aos pulmões que exalem. A respiração fica prejudicada porque nem a inspiração nem a expiração se completam.

Camadas *overbound* e *underbound* refletem o conflito pulsátil. Uma camada pode estar em bem-estar funcional, enquanto outra está superestimulada e uma terceira, inibida. Nós nos congelamos, contemos, ficamos à espera com os músculos estriados, enquanto o cérebro se apressa para ver se há perigo ou não. Inibimos os músculos de ação do esqueleto, mas nos tornamos hiperativos nas vísceras, ou vice-versa. No enrijecimento e no colapso, a expansão e a contração estão em conflito, incapazes de decidir entre retesar e atacar ou dobrar-se e fugir. Em uma camada, nos mantemos amáveis, agimos socialmente, protegemos nossa imagem externa, enquanto em outra nos encolhemos, nos desesperamos, queremos gritar por ajuda. Estamos felizes por fora e chorando por dentro. Ou podemos ser pessoas melancólicas, desesperadas, por fora, e alegres e positivas por dentro.

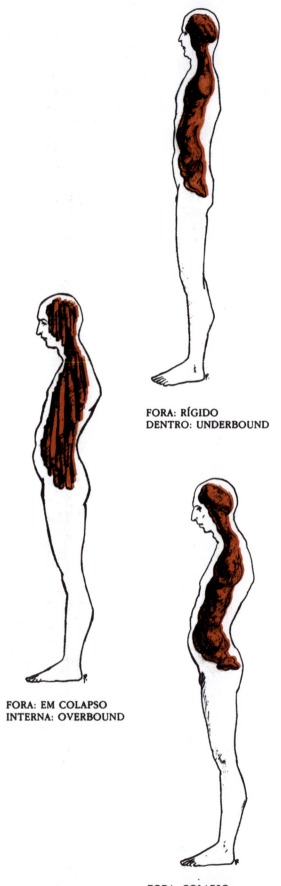

FORA: RÍGIDO
DENTRO: UNDERBOUND

FORA: EM COLAPSO
INTERNA: OVERBOUND

FORA: COLAPSO
DENTRO: UNDERBOUND

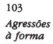
Agressões à forma

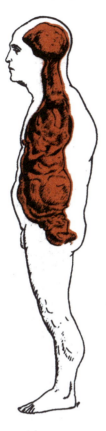
FORA: DENSO
DENTRO: UNDERBOUND

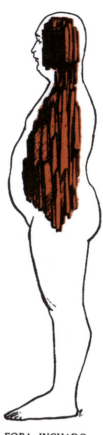
FORA: INCHADO
DENTRO: OVERBOUND

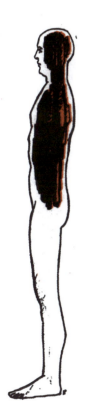
FORA: RÍGIDO
DENTRO: OVERBOUND

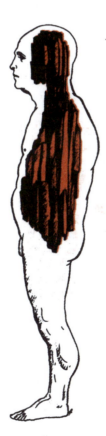
FORA: DENSO
DENTRO: OVERBOUND

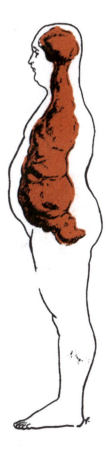
FORA: INCHADO
DENTRO: UNDERBOUND

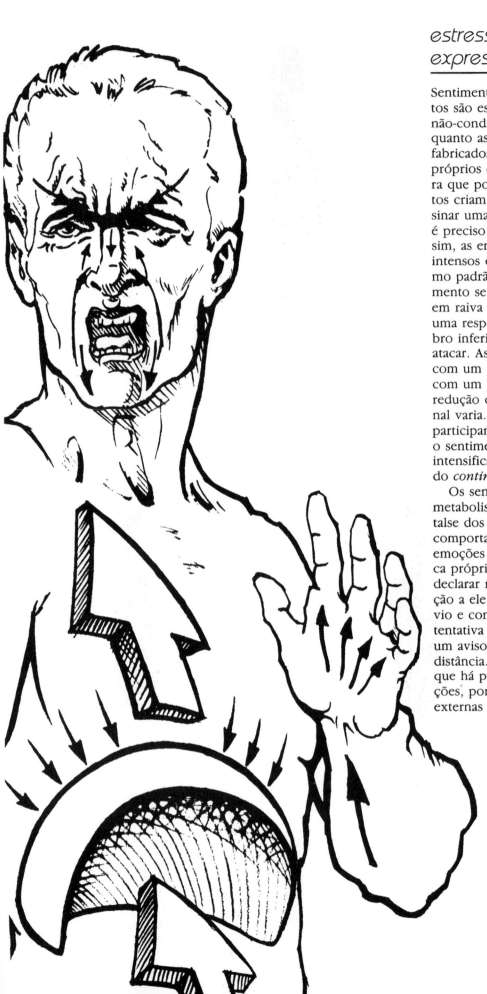

estresse e expressão emocional

Sentimentos e emoções diferem. Sentimentos são estados organísmicos generalizados, não-condicionados, não-programados, enquanto as emoções são programas pré-fabricados de comportamento que têm seus próprios caminhos para entrar em ação. Para que possam ser expressos, os sentimentos criam um caminho. Ninguém precisa ensinar uma pessoa a ser irritada ou triste, mas é preciso ensinar a bondade e a ternura. Assim, as emoções são feitas de sentimentos intensos o bastante para se organizarem como padrão comportamental. Um aborrecimento se transforma em irritação, depois em raiva e, finalmente, em fúria. A fúria é uma resposta automática que tem, no cérebro inferior, um programa para golpear ou atacar. As emoções são um estado corporal com um padrão muscular programado e com um padrão tubário para aceleração ou redução da atividade. A intensidade emocional varia. Por exemplo, a tristeza e o pesar participam do mesmo *continuum*. Embora o sentimento seja o mesmo, a resposta se intensifica à medida que avança ao longo do *continuum*.

Os sentimentos são um subproduto do metabolismo celular, da pulsação, da peristalse dos tubos. As emoções são respostas comportamentais brutas organizadas. As emoções têm direção e intenção, uma lógica própria. São maneiras de o organismo declarar nosso estado e o que fazer em relação a ele. Se estamos tristes, chorar traz alívio e consolo dos outros. A raiva é uma tentativa de se ver livre de algo que irrita e um aviso para que os outros mantenham distância. O medo é uma forma de declarar que há perigo e de buscar ajuda. As emoções, portanto, pretendem alterar situações externas e internas.

As emoções nos movem em direção ao mundo e, depois, de volta a nós mesmos. Quando expandimos em direção ao mundo, estamos plenos. Procuramos nos dar ou buscar e obter. Alternativamente, podemos querer empurrar o mundo para longe. No ciclo de contração, interiorizamos o que recebemos ou nos retraímos do mundo. As emoções alcançam um cume e descem, brotam e se desvanecem. Elas acompanham o ciclo de expansão-contração. Quando o *continuum* de expressão emocional é flexível, podemos ir da raiva à tristeza, da contração ao inchaço, mas sempre voltamos a um estado homeostático de estímulo equilibrado. Quando a continuidade da agressão distorce a forma somática, perde-se a expressão emocional plena.

O *continuum* de susto segue os princípios da expansão e contração. Inchar, inflar, encolher, compactar são um *continuum* emocional. Mantemos as pessoas à distância ao nos tornar rígidos e desafiadores, contraindo-nos e nos tornando densos, inchando e nos tornando ameaçadores, ou entrando em colapso e nos tornando não-responsivos. Podemos tentar nos afastar do mundo atacando-o, nos retraindo ou negando nossa necessidade, inchando para parecermos grandes e importantes, ou nos retraindo e esperando que as pessoas tomem conta de nós. As emoções, assim, expressam a intenção, a direção que estamos seguindo e a intensidade que resulta no comportamento *overbound* e *underbound*.

Se continuamente nos prometem coisas e nos frustram, podemos ficar com raiva. Se isso continua, nos tornamos rígidos, atacando os outros. A raiva pode também gerar medo de agir e, assim, nos tornamos rígidos e medrosos. Podemos nos sentir aborrecidos e nos contrair, ou nos retirarmos do mundo para dentro de nós mesmos. Podemos nos sentir desacreditados, não-participativos, nos tornar densos, ressentidos, pessimistas. Nosso desespero por con-

seguir alguma coisa pode nos levar a inchar, agir como se fôssemos importantes, para obter aceitação. Tentamos nos inserir no mundo para superar nossa própria sensação de vazio. Podemos nos tornar tão desencorajados que colapsamos por fadiga ou recuamos para uma posição de resignação e derrota. Essas posturas se tornam um modo de nos organizar e um modo de sentir, pensar e agir. Esses são os modos de dizermos aos outros e a nós mesmos quem somos.

As emoções expressam um clima interno e se relacionam com a motilidade e a pulsação. Essa relação é recíproca. A pulsação gera emoção e sentimento. Emoção e sentimento influenciam a pulsação. Pulsação é um bombeamento. Quando o bombeamento é superestimulado, os sentimentos são exaltados e inflados. Quando o bombeamento é restrito, diminuem a expressão emocional e o sentimento. A raiva e a fúria nos retesam e nos enrijecem, e a pulsação aumenta. A tristeza e a derrota nos liquefazem e nos amolecem, e a pulsação diminui. A expressão emocional, dessa forma, é afetada pela perpetuação de um padrão de estresse.

Um bom tônus muscular se baseia numa onda de pulsação tubária com plena capacidade de expansão e contração. O diafragma e a parede corporal são moles mas firmes. O abdômen e o peito são flexíveis, podendo expandir e contrair. O centro de gravidade está mais na bacia abdominal-pélvica do que na bolsa torácica. Uma sensação geral de bem-estar, de tranqüilidade no dia-a-dia, se reflete em um estímulo suave e firme. Há uma saudável plasticidade. Mas, sob estresse contínuo, o corpo se fixa nas emoções de emergência — raiva, fúria, medo, pânico, horror, impotência, desesperança, desespero, apatia. Essas emoções envolvem extremos de movimento, distantes de um bom tônus. A pessoa caminha para a rigidez ou para o colapso.

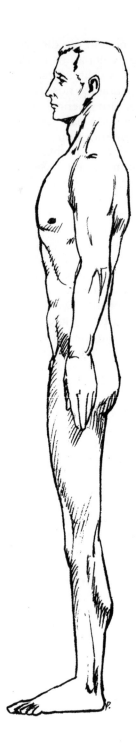

FIGURA SETENTA E OITO. O inflar como resposta ao estresse. Na condição *overbound*, primeira metade do *continuum* de estresse, padrões de expansão e de inflação nos expandem, nos levam para cima, nos fazem crescer. Sob estresse, começamos por nos suspender para longe do abdômen. Inflamos o peito e comprimimos o estômago. Esticamos o pescoço para parecer maiores, mais alertas. Acumulamos potencial cinético, prontos para golpear. Em situações graves, erguemos o soalho pélvico, enrijecemos as pernas, encolhemos os ombros, retraímos os genitais, fechamos rigidamente a coluna, arredondamos o pescoço como se fôssemos dar uma cabeçada, cerramos a boca e as mãos, e nos retesamos. À medida que puxamos para dentro da parte superior do corpo, o diafragma, que em situação normal está para baixo e distendido, sobe e se estreita. Com a escalada do estresse, o diafragma sobe, incrementando a pressão intertorácica, forçando as vísceras abdominais para cima. Ao entrarmos em pânico, nos tornamos espásticos. O diafragma se restringe. Sofremos com falta de oxigênio. Temos sensações de fadiga.

78   AS EMOÇÕES QUE FAZEM INFLAR:
ORGULHO, RAIVA, MEDO

107
Agressões à forma

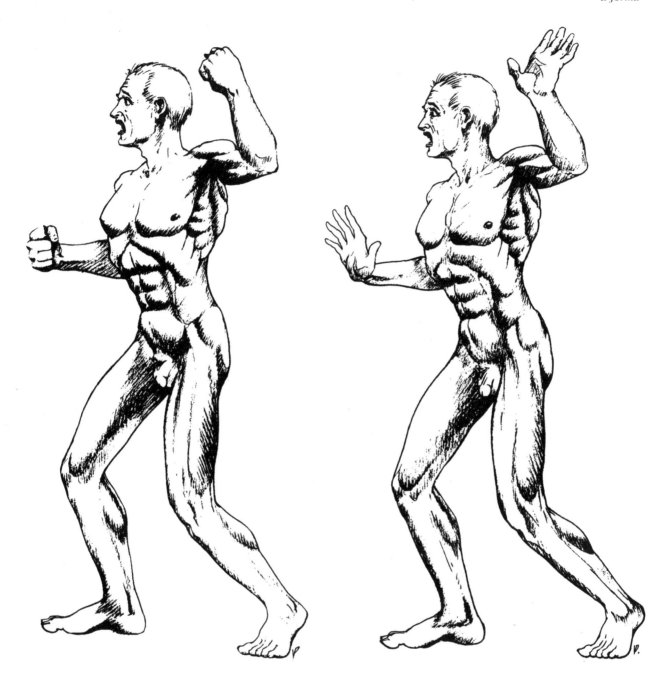

FIGURA SETENTA E NOVE. O esvaziar como resposta ao estresse. Na condição *underbound*, segunda metade do *continuum* de estresse, há contração, diminuição, recuo para dentro de nós mesmos. A depressão ocorre quando já fomos derrotados ou quando decidimos nos submeter ou colapsar. Os conteúdos abdominais descem devido à falta de tônus muscular no tronco. O afrouxamento dos intestinos arrasta o diafragma para baixo e os músculos intercostais entram em colapso. Isso está em agudo contraste com a espasticidade do padrão raiva-medo. Os músculos da coluna perdem o tônus, e o afrouxamento se aprofunda, deslocando-se para baixo em relação à postura ereta. À medida que a depressão avança e atinge o mundo abdominal, os órgãos sofrem um prolapso por intermédio do períneo. Forma-se uma curva no pescoço e na coluna lombar, fazendo o peito afundar. Tentamos manter a cabeça ereta com espasmos do músculo occipital. Cérebro, faringe e coração vergam. A rigidez do pescoço mantém as passagens de ar abertas. À medida que avançamos de um suave retraimento ao choro ou a um soluçar intenso e à impotência, a protrusão abdominal aumenta, a cúpula do diafragma se achata mais, os músculos costais da parte superior do peito se atrofiam, a pressão da tração nos puxa para baixo, o psoas se afrouxa, enquanto a parte anterior do tronco flexiona e se dobra para a frente. Há aumento de densidade, perda de pulsação no cérebro, perda de elasticidade e uma retração na parede do peito. A clavícula do esterno se comprime, forçando para dentro. Ao mergulharmos na impotência, o peito colapsa, forçando a expiração. O psoas e os adutores começam a ser puxados para dentro e para cima, para evitar o colapso. As mãos se abrem em súplica. O pescoço encurta. Encolhemos e perdemos parte de nossa postura ereta, já que a coluna se arredonda e se torna fixa, com músculos alongados e superesticados.

Em ambos os extremos, há uma perda de eretibilidade. O enrijecimento é acompanhado de uma compressão da pulsação, aumentando a pressão interna através das camadas de músculo e órgãos compactados. Na depressão, a pulsação se intensifica mediante inclinação para baixo e inchaço abdominal. Quando as ondas de pulsação responsáveis pela postura ereta se perdem, nos tornamos rígidos, com fúria e medo, ou flácidos, com derrota e impotência.

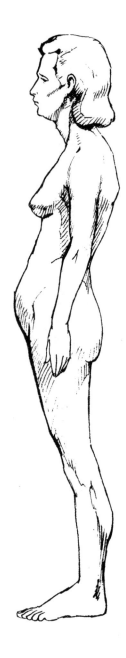

O tônus muscular, sua firmeza ou fragilidade, determina a qualidade e a duração de uma emoção. Também a vitalidade do metabolismo, da oxigenação e da motilidade visceral influencia a expressão emocional. A expressão emocional reflete as espasticidades ou fragilidades do organismo. As emoções dependem da cooperação interorgânica para seu alívio ou expressão. Padrões contínuos e expansivos de estresse fazem o organismo se estender para cima e o enrijecem. Emoções como asserção, orgulho e raiva despertam. Padrões contínuos e contráteis de estresse levam uma depressão até o colapso, com as decorrentes emoções de recuo, submissão, derrota e impotência.

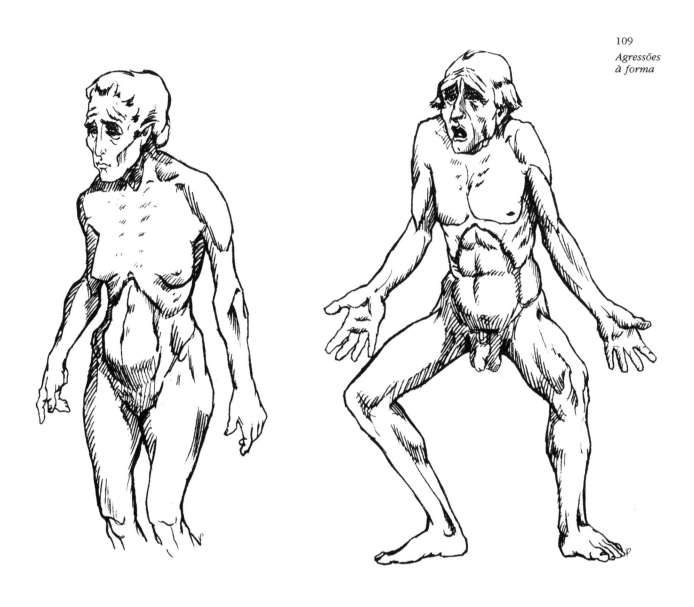

79   AS EMOÇÕES QUE FAZEM ESVAZIAR:
RECUO, COLAPSO, DERROTA

109
*Agressões
à forma*

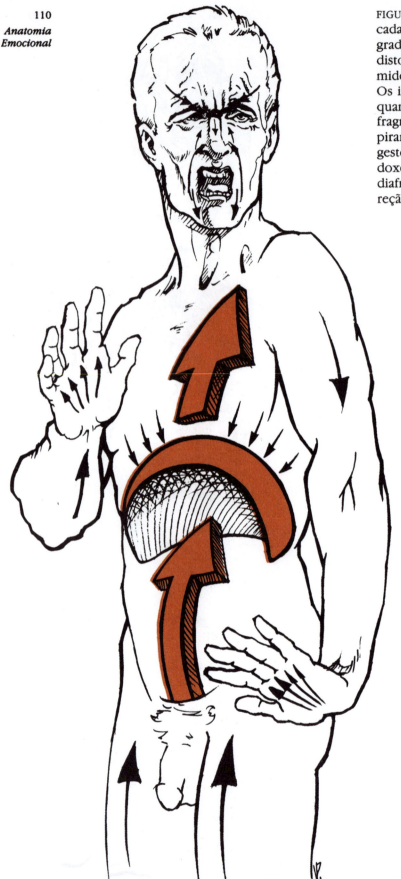

FIGURA OITENTA. A inspiração elevada provocada por sentimentos de desdém ou desagrado. A expressão emocional *overbound* distorce a respiração. O diafragma é comprimido quando o peito se eleva para inspirar. Os intestinos e o peito puxam para cima quando a coluna se estica, colocando o diafragma em um conflito entre expirar e inspirar. A cabeça flexiona e se ergue, num gesto dissociativo de recuo olfativo. O paradoxo dessa posição respiratória resulta num diafragma neurótico, em conflito com a direção a tomar.

80 RESPIRAÇÃO DE ORGULHO E DESPREZO

FIGURA OITENTA E UM. A expiração esvaziada invocando emoções de desespero e pesar. Os soluços provocam movimentos rápidos do diafragma. Devido à protrusão da barriga, os movimentos inspiratórios são curtos e, ao mesmo tempo, o diafragma produz ações de encurtamento mais longas para expelir o ar durante o choro. Os músculos abdominais agem como um fole para expelir o ar, enquanto a caixa torácica e os intercostais provocam uma violenta ação para baixo. As flechas mostram o movimento do diafragma e as contrações musculares que expressam a emoção.

Emoções como raiva, orgulho, fúria, medo, tristeza e pesar influenciam e são influenciadas pela amplitude da respiração. As duas metades do *continuum* de estresse distorcem a expansão e a contração e levam a um estado contínuo de sentimento e emoção que reconhecemos como nós mesmos.

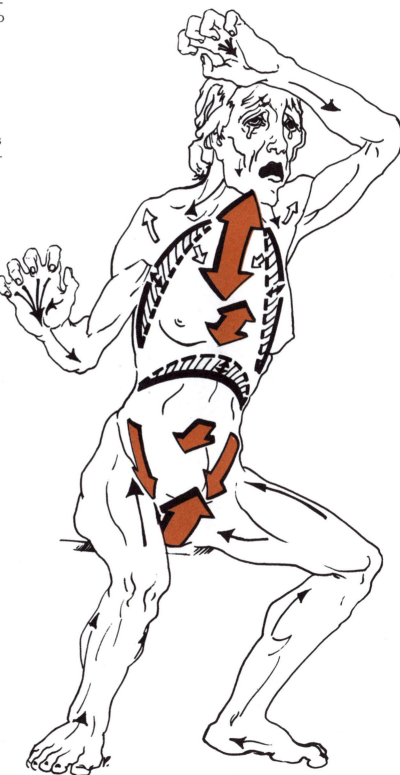

81 RESPIRAÇÃO DE PESAR E DESESPERO

FIGURA OITENTA E DOIS. Os efeitos dos padrões emocionais *overbound* sobre os vários compartimentos e bolsas. O agudo padrão expansivo de investigação, bravata ou contrariedade afeta permanentemente o organismo. Atitudes crônicas de orgulho, pânico ou simulação de força resultam em uma incapacidade para abaixar o peito e os ombros na expiração, cedendo ou suavizando. Não é possível completar a expiração, uma vez que intercostais, diafragma, pescoço, cabeça e músculos espinhais não conseguem parar de puxar para cima, para poderem expelir. O resultado emocional é a ansiedade, o medo de ser pequeno e as dinâmicas da superioridade e da dominação. A inspiração crônica é a postura do desempenho. Ao mesmo tempo, a contração e a compressão da parte inferior do abdômen e da pélvis restringem a motilidade.

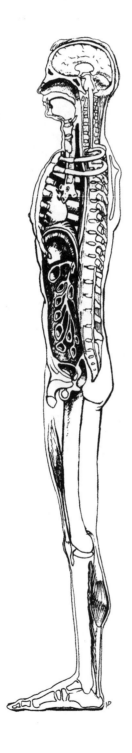
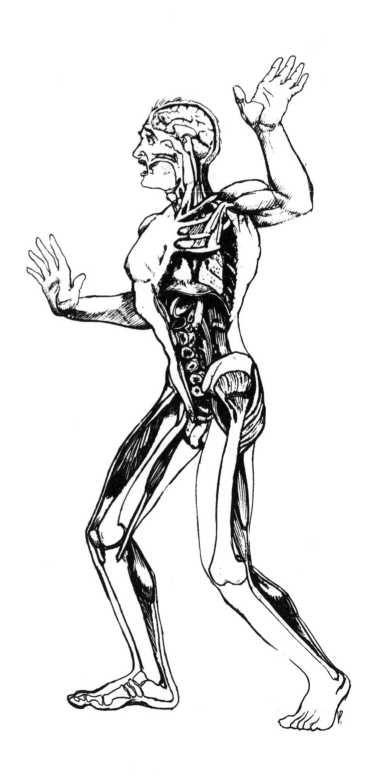

Agressões à forma

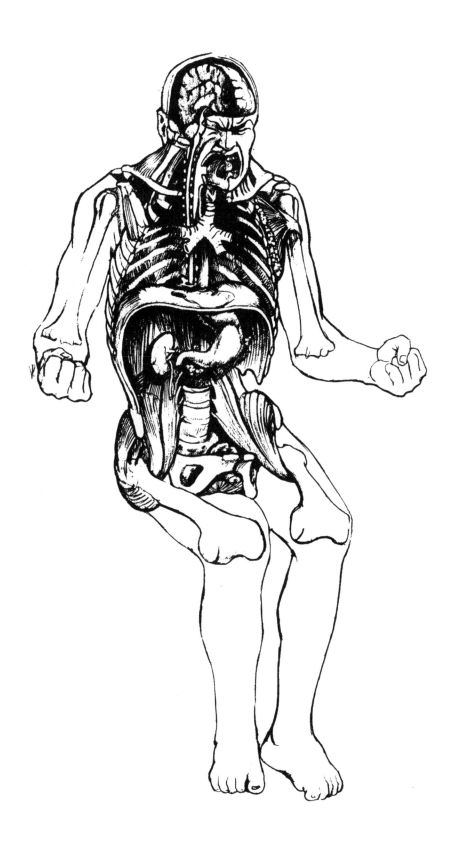

82 O EFEITO DAS EMOÇÕES QUE FAZEM INFLAR NAS BOLSAS E CAMADAS

FIGURA OITENTA E TRÊS. Efeitos dos padrões emocionais *underbound* sobre compartimentos e bolsas. Há um padrão crônico de contração. A oxigenação é reduzida, causando inibição das sensações na garganta, peito e boca. A motilidade no esôfago, brônquios, nasofaringe e pulmões diminui. Predominam emoções de derrota, fraqueza, pequenez e baixa auto-estima. O inflar *overbound* defende com o exagero. O esvaziar *underbound* defende com o retraimento. Pessoas *overbound* podem se tornar uma ameaça para os outros; os indivíduos *underbound* não são ameaça para ninguém. Na contração crônica, os sentimentos estão centrados nas vísceras distendidas. O peito estufado do *overbound* exagera os sentimentos de dominação, enquanto o abdômen distendido do *underbound* promete sexualidade, mas, na verdade, é passivo.

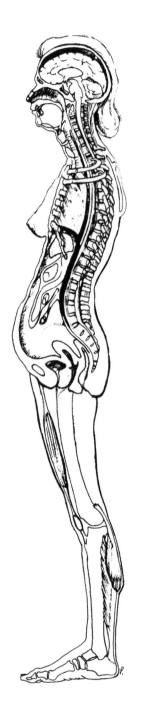
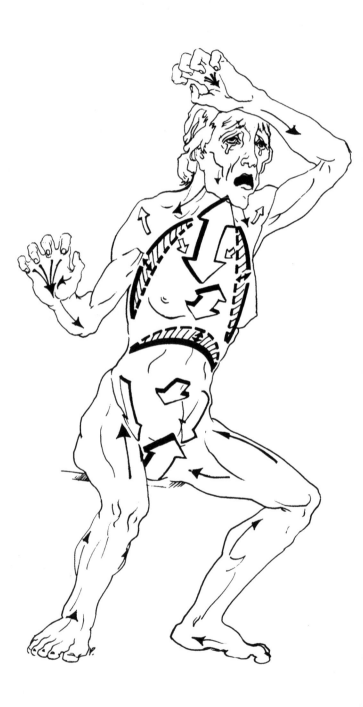

83 O EFEITO DAS EMOÇÕES QUE FAZEM ESVAZIAR NAS BOLSAS E CAMADAS

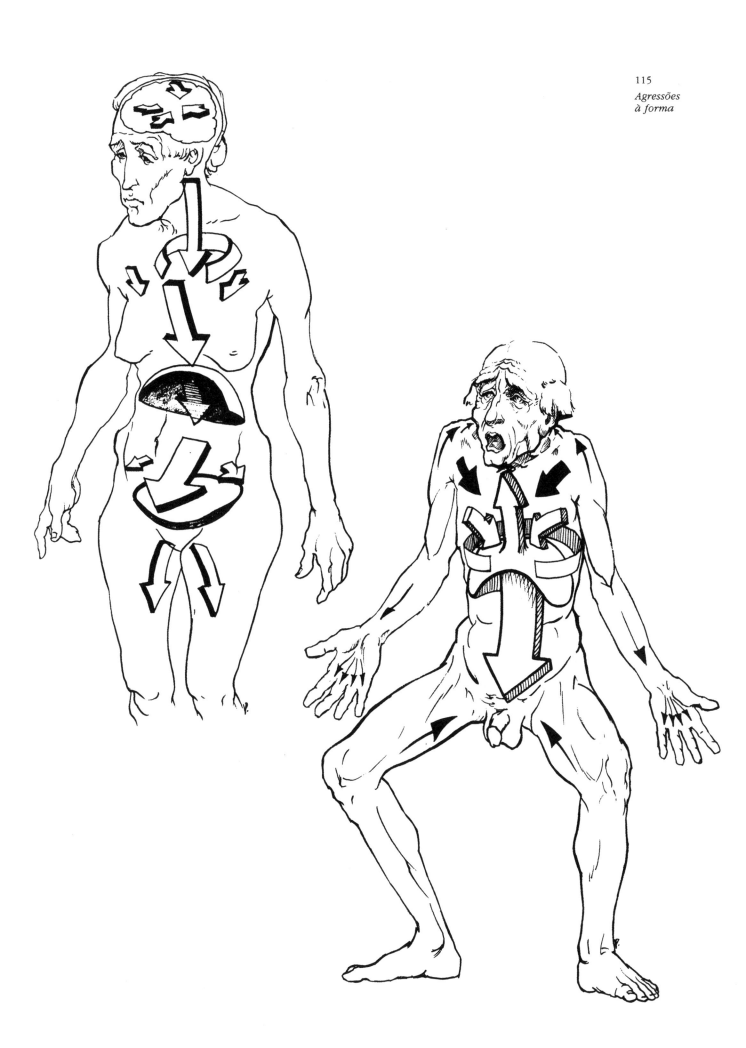

115
*Agressões
à forma*

Todas essas figuras revelam que as emoções podem ser estratificadas ou compartimentalizadas. A raiva pode estar localizada na cabeça: boca, cérebro e olhos ficam protuberantes, enquanto poderosas contrações dos músculos do pescoço e das clavículas contêm ou circunscrevem o sentimento. Ou a raiva ou a tristeza podem estar localizadas no tórax, escondidas da vista por espasmos nos brônquios, traquéia e língua.

O abaulamento dos pulmões e da parede do peito, como no caso do orgulho ou da raiva, e seu oposto, a compressão dos pulmões e da parede do peito, dificultam a respiração. O abdômen pode se projetar como um balão para fora, a partir das pressões diafragmáticas internas, refreando emocionalmente o impulso para expelir ou não dar nada. Ele pode estar sob controle, fingindo não estar com medo. Isso ocorre por intermédio de poderosas tensões anais, das nádegas e do períneo, que mantêm os adutores e abdutores das pernas em constante espasticidade.

Os compartimentos refletem estados emocionais de vivacidade, irritação, apatia ou fraqueza. Esses mesmos estados se refletem nas camadas. A pele pode estar vermelha de raiva ou vergonha, ruborizada pelo sistema nervoso autônomo. Isso ocorre quando se está aterrorizado, com medo ou em choque. Ou ela pode estar pálida pela drenagem do sangue da superfície para os lagos capilares no abdômen. O cérebro e os sentidos podem estar hiperativos, com impulsos de defesa, ou hipoativos, com necessidade de hibernar. O frio e o calor amortecem e estimulam o tubo externo de pele e nervos.

Músculos estriados, cartilagem e osso compõem a camada seguinte, em que podemos nos tornar rígidos devido a emoções como pânico e raiva, ou perder força muscular se o choque nos levar ao inchaço ou colapso. Músculos inseguros e frágeis não conseguem suportar emoções fortes. A força da camada intermediária aumenta com o orgulho e o desafio e diminui com a impotência e o pesar.

O alívio catártico, em si e por si, não molda o comportamento emocional. Os padrões emocionais fixos são estratificados ou compartimentalizados e se baseiam em distorções da expansão e da contração. Para lidar com a continuação do estresse, nos tornamos maiores e superexcitados, ou menores e subexcitados. Esses estados *overbound* e *underbound* são acompanhados por padrões emocionais que fazem com que fiquemos zangados, irados e desafiadores, ou tristes, pesarosos e desesperançados. A expressão emocional se baseia na postura ereta, na onda de pulsação tubária. A agressão e o estresse distorcem essa onda. O organismo faz uso de um *continuum* de respostas para enfrentar a agressão. No entanto, cada resposta — rigidez, densidade, inchaço e, finalmente, colapso — fixa o organismo numa excitação excessiva ou deficiente. Os tubos, as camadas, bolsas e diafragmas entram em ação para fornecer a resposta necessária. O organismo perde sua plena capacidade emocional e se reconhece em uma capacidade emocional limitada. Os extremos do padrão de estresse, enrijecimento e encolhimento, formam a base de estados emocionais contínuos. A expressão do sentimento requer mais do que reorganizar a expansão ou a contração, ou abrandar padrões de medo e raiva mediante técnicas de distensão muscular. Antes, é preciso que se estabeleça um diálogo entre todos os níveis de pulsação e suas expressões emocionais. Falta estabelecer padrões musculares sociais de coordenação e de fala. Novas expressões emocionais devem ser organizadas.

quatro

padrões de distresse somático

estruturas "overbound" e "underbound"

A ASSERTIVIDADE das pulsações e a circulação das correntes de excitação resultam nos sentimentos, impulsos e estados psicológicos que compõem nossas vidas. A forma somática expressa aquilo que vivenciamos, nossas satisfações e nossos desapontamentos.

Nossos sentimentos se baseiam em nossa capacidade para sustentar, organizar e expressar excitação. Quando as correntes pulsáteis se amortecem, se imobilizam, são superestimuladas ou concentradas, o mesmo acontece com a expressão do sentimento. Os professores compreendem isso. Ao ensinar uma criança a aprender e a se concentrar, eles lhe dizem para aquietar sua excitação. Os militares também compreendem isso. Para serem bravos e evitar o medo, os soldados são ensinados a puxar os intestinos para dentro e a erguer e fechar o peito. Isso amortece o medo nos intestinos e, ao mesmo tempo, excita o peito.

Este capítulo apresenta uma visão profunda das estruturas rígida, densa, inchada e em colapso. A organização emocional dessas quatro estruturas demonstra como experiências e conflitos pessoais se expressam na morfologia, como as camadas e os tubos internos são afetados, em que pontos ocorre a contração conflitiva, como a motilidade é distorcida, o que acontece com a excitação e suas correntes, e qual é o resultado emocional. As quatro figuras são apresentadas em um *continuum* progressivo, que vai do enriquecimento (expansão muscular fixa) à compactação (contração muscular fixa), ao inchaço (expansão fixa das bolsas) e daí, finalmente, ao colapso (contração fixa das bolsas). Em uma extremidade, a pessoa torna-se maior — estruturas rígida e inchada — enquanto na outra extremidade ela se torna menor — tipos denso e em colapso. Embora tanto a rigidez quanto o inchaço sejam perturbações da expansão, sua organização difere por ocorrerem em bolsas ou músculos e em sua intenção. A rigidez visa manter o outro afastado e o inchaço, trazer o outro para perto. Isso também é verdade para os distúrbios de compactação, densidade e colapso. Um é muscular; o outro, um fenômeno que ocorre nas bolsas. A densidade também tem por objetivo manter o outro afastado, enquanto o colapso serve para trazer o outro para perto.

Cada um dos tipos é primeiramente apresentado como um padrão de expressão emocional, depois, como uma *gestalt* global e, finalmente, nos aspectos gerais anteriormente desenvolvidos — tubos, camadas, bolsas, diafragmas, excitação e motilidade. Ao final de cada tipologia, há uma síntese visual e um quadro-resumo. O capítulo se encerra com uma comparação das várias estruturas emocionais e sugestões para ajudar a reorganizar cada estrutura.

a estrutura rígida

FIGURA OITENTA E QUATRO. Postura emocional do rígido. Cada tipo envia uma mensagem emocional ao mundo. O tipo rígido diz: "Não"; "Sou maior que você", "Quero reconhecimento e apreço". O rígido endurece, se empertiga, se retesa e se alonga nas posturas emocionais de orgulho e desafio. A pessoa rígida desempenha, domina e controla pela assertividade. Ela pensa com cautela. É rejeitadora. Esse tipo afasta o outro, introjetando-o. Ele faz com que os outros pareçam pequenos, fazendo-se maior. "Fique longe" é a mensagem que envia e a resposta que espera. Esse estado serve para lidar com sentimentos que vêm de dentro, sentimento de solidão, fraqueza ou necessidade, contra os quais o rígido se endurece ou retesa. Para isso, ele age contra suas vísceras, segurando-as ou fazendo-as explodir.

A rigidez é uma estratégia de sobrevivência que surge em famílias que suprem suporte emocional básico. Falando genericamente, as estruturas rígidas têm pais que não as abandonaram ou abusaram delas; antes, foram desafiadas em um período posterior de seu desenvolvimento. Sua postura é basicamente assertiva.

A rigidez resulta de uma organização familiar que exige que a criança permaneça fixada em comportamentos específicos, como não chorar ou não expressar raiva. É um perigo para a criança em crescimento violar esse código de comportamento. Ela se fixa nos estágios iniciais do susto, tranca-se por dentro para estar alerta, pronta para afastar os outros, seus próprios impulsos e qualquer coisa que possa fazer com que perca o controle. O oposto também pode ocorrer; isto é, a raiva e o ataque podem ser ensinados como um meio para resolver conflitos. O indivíduo aprende a ser dissimulado, beligerante, intimidador e abertamente agressivo, mais do que a adotar formas mais moderadas de enrijecimento ou fuga. Da mesma forma, a pessoa pode aprender que seu medo provoca o retraimento dos outros.

A família rígida exige que a criança controle suas pulsações. A criança resiste, engajando-se em disputas de poder, hiperatividade, resistência e voluntarismo. A postura ereta torna-se muito dura. Falta flexibilidade ao rígido, e ele permanece em uma trilha estreita de respostas.

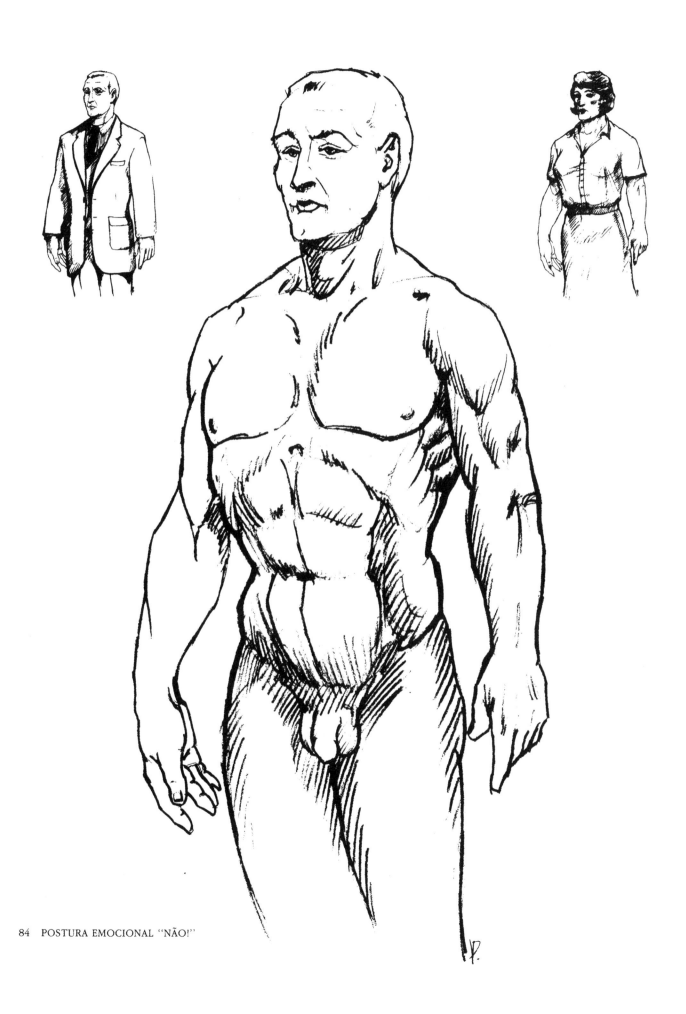

84 POSTURA EMOCIONAL "NÃO!"

FIGURA OITENTA E CINCO. Direção da força: a estrutura rígida. A postura geral da estrutura rígida é empertigar, enrijecer e retesar. A bolsa da cabeça intumesce, o cérebro é hiperativo, a cabeça pressiona para fora, a bolsa do tórax se eleva, contraindo os intercostais interiores e distendendo os intercostais exteriores. Há lordose na coluna lombar. Os prolongamentos externos da coluna se contraem. Em conseqüência, a caixa torácica se eleva e puxa para trás; isso abre as costelas inferiores, forçando o diafragma ao conflito entre o desejo de descer e o fato de estar sendo puxado para cima. Tanto a inspiração quanto a expiração são afetadas. Os músculos abdominais se contraem, provocando uma pressão diafragmática ascendente. Os órgãos internos são empurrados para cima, inflando o peito e a cabeça.

O rígido comprime, isola, inibe e circunscreve a excitação. Ele fecha sua excitação em uma bolsa isolada, para separá-la do resto do organismo. Ele faz com que a excitação se circunscreva aos músculos estriados, à camada intermediária ou sistema de suporte, e ao topo do cérebro. Sua peristalse torna-se angular e curta, como em uma pessoa com colite. A pulsação é arrítmica, superficial, circunscrita. Ele se sente sombrio, sólido, não-expansivo. As forças de contração conflitam com sua superexpansão.

Quando é visto como um tubo, diferentes dinâmicas se evidenciam. O rígido, como um tubo vertical, se alonga. A bolsa inferior se comprime e as superiores se enchem. A estrutura do rígido é como um tubo semi-usado de pasta de dente, apertado de baixo para cima. Sua peristalse empurra para cima para manter a pressão; assim, a função de expansão e contração da sanfona torna-se tesa. Seu corpo parece maior do que é, num exagero da postura ereta, que visa impressionar ou amedrontar os outros. Uma pessoa como essa parece explosiva.

121
Padrões de distresse somático

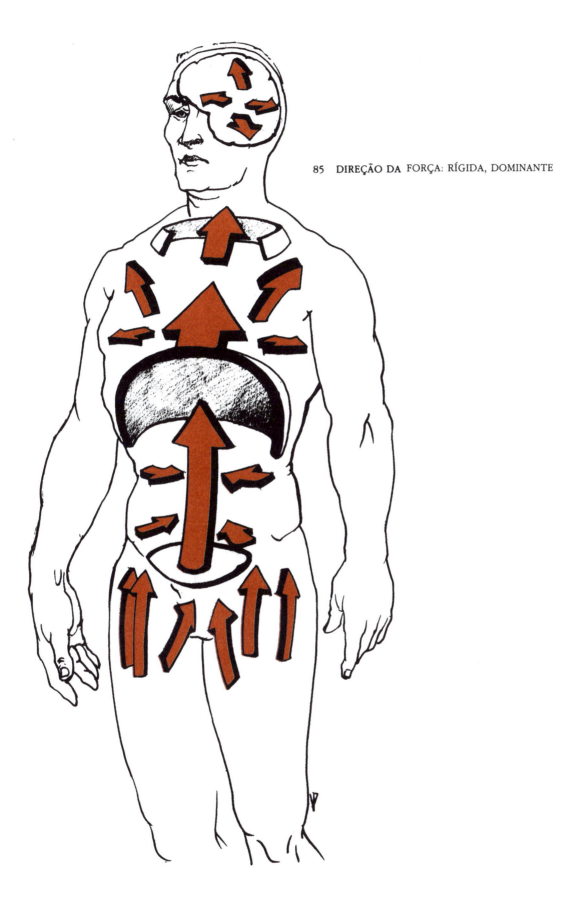

85 DIREÇÃO DA FORÇA: RÍGIDA, DOMINANTE

FIGURA OITENTA E SEIS. Um tubo rígido como forma corporal. Tubos, camadas, bolsas e diafragmas sustentam uma onda de pulsação vertical. Ao resistir ao estresse, a qualidade da postura ereta do organismo é afetada. Na rigidez, os tubos enrijecem e se tornam espásticos. A estrutura é dura, inflexível mas frágil. A pélvis e a coluna se inclinam para trás, numa posição de combatividade, hiperatividade, prontidão intensificada. Há inflexibilidade, com um intenso foco, uma forma endurecida com uma excitação restrita, mas intensa. A parede muscular se estreita, assim como a passagem central, colocando os tubos internos sob pressão, dificultando a passagem de substâncias. Há um acúmulo de energia cinética, à espera do ataque ou da desistência e do colapso. Essa postura é, ao mesmo tempo, raivosa e medrosa. A estrutura está congelada na hiperexpansão, puxada para trás e para cima.

Os padrões de defesa envolvem todo o organismo. Manter a postura ereta e sustentar as bolsas é uma função dos músculos e dos ossos no campo da gravidade. Os músculos externos do esqueleto, os músculos estriados volitivos, formam um tubo que funciona como continente e, ao mesmo tempo, nos dá uma forma específica. Eles dão firmeza, porque se ligam a estruturas mais resistentes, como ossos e tendões. Isso proporciona uma plataforma estável para nos manter eretos e resistir às forças da gravidade. À medida que superamos os desafios gravitacionais que nos atraem à terra, aumentam a força, a espessura e a resistência do tônus muscular. Os ossos são alavancas que sustentam a ação e mantêm os movimentos musculares dentro de certos canais, para um máximo de eficiência. Assim, músculos e ossos se coordenam para proporcionar uma forma estável, ereta, com movimentos previsíveis e eficientes. As estruturas rígidas usam os músculos para ficarem eretas. Elas têm pouca noção de suporte interno e, portanto, têm medo de permitir que seus músculos relaxem.

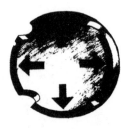

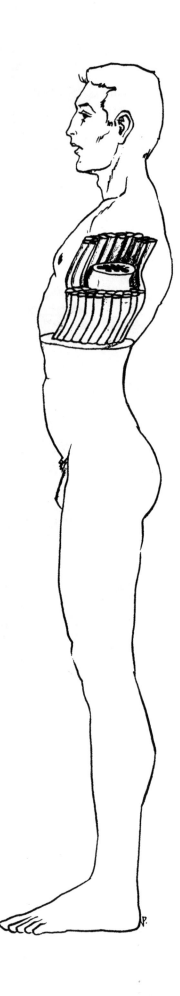

Ficar em pé é, pois, um complexo evento biológico, sociológico, mecânico, orgânico e emocional. É uma seqüência de camadas de ondas peristálticas, cada uma com seu ritmo próprio e que vão da cabeça aos pés. Ficamos em pé porque as ondas de todos os nossos tubos — digestivo, respiratório, muscular e esquelético — interagem para manter uma peristalse constante. Enrijecer de medo afeta a postura ereta. Esta se baseia em um jogo de interações dinâmicas entre uma série de músculos internos e externos: os músculos longos da espinha, os músculos retos da cabeça, o grupo dos músculos longuíssimos, os rotadores, os músculos interespinhais e intertransversais, o grupo dos multifídios, os músculos quadratus do lombo, os músculos oblíquos do abdômen, os tendões do jarrete, os músculos retos da coxa, os músculos gastrocnêmicos, os músculos retos do abdômen, os músculos esternocleidomastóideos — e os ossos da coluna, quadris, pernas e cabeça.

FIGURA OITENTA E SETE. A postura ereta rígida — puxada para trás. As setas indicam que a parede frontal do corpo se estende e se estica, enquanto os músculos da coluna puxam para trás. As curvas lombar e cervical se ampliam; os músculos encurtam. A postura puxa para trás, mas está pronta para ir para a frente, mais ou menos como uma flecha num arco retesado, em prontidão para o ataque. O indivíduo também pode puxar para trás por medo. Os músculos da base da cabeça encurtam na parte de trás. O tórax e o diafragma puxam para cima. Há poderosas contrações nas nádegas, no quadríceps, nas coxas e na panturrilha. À medida que a cabeça puxa para trás, a pressão intercraniana sobe. Isso afeta os conteúdos do cérebro. E também o abdômen e a espinha. A camada externa puxa para cima, mas se distende de lado. A pessoa rígida está mal equilibrada. As fibras musculares pálidas, de contração lenta, e os músculos interaxiais dominam. Eles superam a ação dos músculos mais rápidos dos flexores do peito, que querem se fechar. A integridade das bolsas ainda se mantém. Elas estão intatas, mas ampliadas.

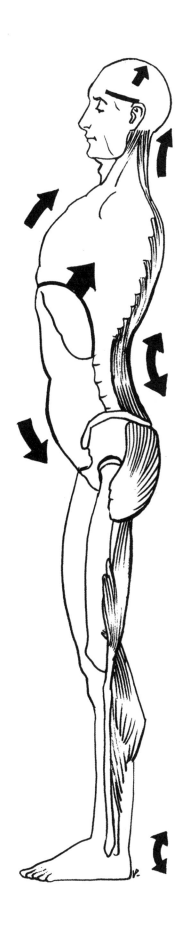

87 OS REFREADORES RÍGIDOS, PUXADOS PARA TRÁS: POSTURA ANTIGRAVIDADE

FIGURA OITENTA E OITO. A postura ereta rígida — puxada para cima. Aqui há uma organização diferente do anel antigravitacional. As bolsas pélvica e torácica perdem sua diferenciação, mas isso não se estende para a cabeça. Para se retesarem, e impedir a queda para trás, os bíceps, os tendões do jarrete e os músculos abdominais se contraem vigorosamente. Essas contrações puxam a pelve para a frente e as costelas flutuantes movem-se para baixo, por intermédio dos oblíquos abdominais. O peito desce. Os conteúdos abdominais são forçados para cima, já que há um conflito entre a expiração e o diafragma, fechado para inspirar. Os músculos esternocleidomastóideo e escaleno se contraem para travar a cabeça, superando a tendência de puxá-la para trás. As forças da cabeça comprimem e apertam em direção ao centro. Elas se dirigem para cima, em vez de para cima e para trás. Isso faz com que a posição ereta se transforme em uma posição de desafio, de refreamento, de inibição, uma postura que se assemelha à quarta posição do *continuum* de susto/estresse.

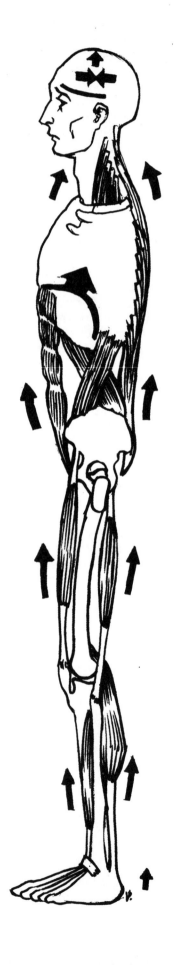

88 OS DOMINADORES RÍGIDOS, PUXADOS PARA CIMA: POSTURA ANTIGRAVIDADE

FIGURA OITENTA E NOVE. A função de bomba: rígida, puxada para trás. Nessa forma de rigidez, a função de bomba está expandida nas abóbadas pélvica, torácica e craniana. Aqui, o diafragma tem uma capacidade maior de expansão e contração nas excursões para cima, para baixo e parte lateral da parede. As setas mostram a força dessa ampliação vertical. A contração gera uma tremenda motilidade e pulsação, em vez de inibi-las. Cada uma das câmaras ou bolsas se expande. A expansão e a contração dos segmentos dá à bomba uma tremenda capacidade de preenchimento e esvaziamento. É como o coração com a potência de suas batidas aumentada. Não é que a bomba bata mais rápido, mas ela o faz com mais força e ritmo.

A função geral de respiração, a dinâmica das bolsas, e os sentimentos que essas posturas produzem são baseadas no funcionamento das bombas internas. O que acontece na bomba pélvica-abdominal, torácica e craniana, sob condições *overbound*? Cada bomba forma uma estrutura clara, independente, cuja integridade é importante para manter a estratificação transecional e a expansão e a contração verticais. Uma bomba é constituída pela interação de uma série de camadas. A camada externa é uma camada de tecido conjuntivo espesso, acompanhada por fáscia profundamente enredada por ramos nervosos, órgãos dos sentidos e vasos sangüíneos. A segunda camada é composta de músculos, ossos e cartilagens, seguida de uma terceira, de órgãos internos e suas cavidades. A função de bomba também envolve os diafragmas e a parede externa do corpo. Na ação coordenada de bombeamento, há uma função de sanfona em cada segmento, que se alonga e encurta separada e conjuntamente. Nas câmaras de bombeamento, a excitação é mobilizada, mantida, intensificada e transmitida aos outros segmentos.

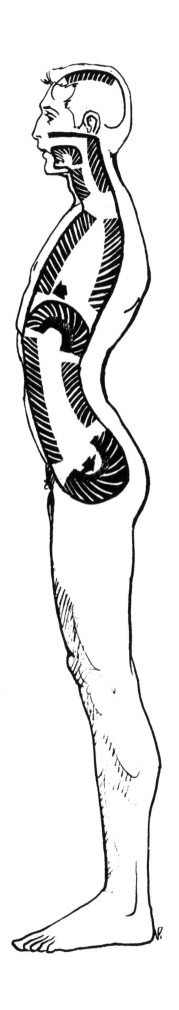

125

Padrões de distresse somático

89 A FUNÇÃO DE BOMBA RÍGIDA: PUXADA PARA TRÁS

FIGURA NOVENTA. A função de bomba: rígida, puxada para cima. Uma pessoa empertigada, puxada para cima, com uma bomba rígida. A bomba abdominal-pélvica se comprime e o bombeamento se restringe. Os batimentos entre as câmaras superior e inferior se intensificam à medida que a pressão global aumenta. O espaço da dura-máter do crânio é flexível. A ação de sanfona é restringida pela rigidez, embora ainda seja capaz de uma ação semelhante à de um pistão. A excitação se acumula e tem potencial para ejeção e asserção. Para a estrutura rígida, a excitação é como a poderosa pressão da água passando através de uma mangueira ou abertura estreita. As setas mostram a direção dessa força — para cima e para longe do chão.

Para ambas as estruturas rígidas, a função de bomba do tipo sanfona é alongada. Ela ganha um potencial maior para expiração. Nesse sentido, a excitação jorra para cima, esperando para se inverter.

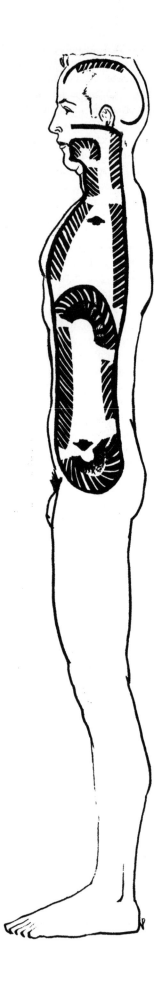

90 A FUNÇÃO DE BOMBA RÍGIDA: PUXADA PARA CIMA

FIGURA NOVENTA E UM. A rigidez como padrão de superexpansão. Forças dinâmicas interrompem os fluxos de excitação, as pulsações peristálticas e a motilidade dos órgãos. Nessa figura, as áreas em preto simbolizam um tecido denso, com falta de motilidade e de excitação. As áreas em branco mostram uma excitação ativa, que flui livremente. As áreas listradas revelam tanto excitação quanto constrição — uma área que tanto está ativa quanto inativa. Finalmente, as setas em cada figura indicam a direção da tração ou pressão muscular.

Na rigidez, os músculos do ombro e os peitorais se contraem para manter os braços ao lado do corpo. A bolsa abdominal-pélvica se contrai, assim como o diafragma, o soalho pélvico e os músculos iliopsoas. Os conteúdos abdominais continuam móveis e excitados. A caixa torácica e os intercostais externos estão espásticos, enquanto os intercostais internos estão flexíveis. Os pulmões mexem. A pressão puxa as nádegas para trás e a barriga da perna para baixo. A área púbica se contrai para autoproteção. À medida que a pressão se dirige para a cabeça, o cérebro torna-se tanto hiperativo quanto inibido. A cabeça e o tórax puxam para cima. Essas áreas criam um equilíbrio que serve, tanto à estrutura externa quanto à interna, como defesa e auto-reconhecimento. Há conflito na cabeça, garganta, abdômen externo e bolsa torácica, embora haja pouco conflito na principal área abdominal. A circunferência externa, superior, é densa e não está em conflito. Há excitação disponível nos braços e pernas. O conflito de forças envolve uma investida da excitação para cima, enquanto o tórax e a cabeça puxam para longe da pelve e do chão, numa tentativa tímida de manter o equilíbrio do corpo. O resultado é uma excitação que não consegue se espalhar e, portanto, se expurga em explosões e acessos.

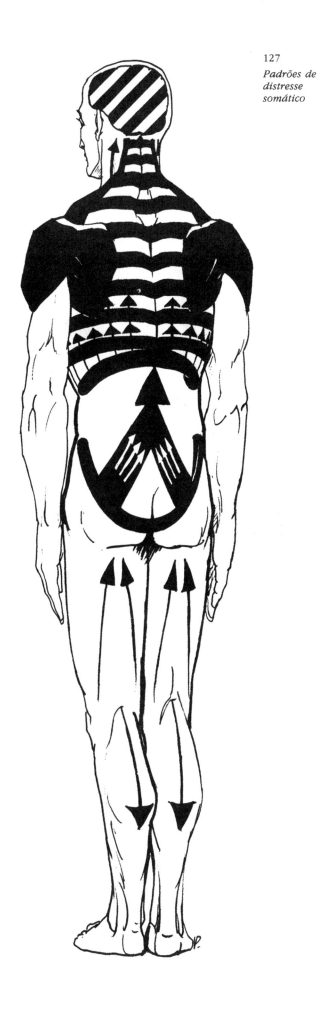

127
Padrões de distresse somático

91 FORÇAS EXCITANTES: RÍGIDAS, OBEDIENTES, CONTROLADAS

forma somática e expressão comportamental

FIGURA NOVENTA E DOIS. Essa figura mostra um quadro global da estrutura rígida e sua dinâmica e ilustra:

- o princípio de estratificação;
- as dinâmicas interna e externa e seu relacionamento;
- o princípio de bolsas e diafragmas — as bolsas podem ser puxadas para fora ou empurradas para dentro das bolsas contíguas, com decorrentes efeitos sobre a motilidade e a peristalse;
- a direção das forças na estrutura total — para fora da pelve, para longe do chão ou para dentro da pelve, ancorada no chão;
- a configuração dos tubos internos.

Cada figura apresenta um aspecto diferente da estrutura.

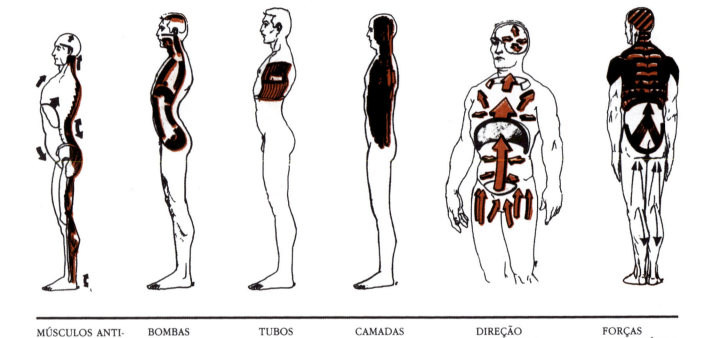

MÚSCULOS ANTI-GRAVITACIONAIS   BOMBAS   TUBOS   CAMADAS   DIREÇÃO DAS FORÇAS   FORÇAS EXCITATÓRIAS

92 PADRÕES RÍGIDOS

Independência é o seu grito.
Solidão, sua recompensa.
Consideração é seu marco.
Dominação, sua marca.
Adoração, sua necessidade.
Desprezo, o que, na verdade, suscita.
Arrogância é o seu medo.
Competência, seu sonho.
Seu segredo é a vontade de ser recebido.
Ser amado, mais do que amar.
Ao que vem de dentro de si, ele resiste.
Entrar dentro do outro, no entanto, ele insiste.

características das estruturas rígidas
os dominadores agressivos
movendo-se em direção aos outros

Padrões de distresse somático

PAPÉIS
Herói
Heroína
Dominador
Lutador

APARÊNCIA
Puxado para cima
Contraído
Congelado
Superfirme
Retesado
Frágil
Agressivo

ESTADOS DE ESPÍRITO
Combate
Independência
Dominação
Desempenho
Polarização

**SENTIMENTOS/
QUALIDADES
EMOCIONAIS**
Raivoso
Medroso
Orgulhoso
Triunfante
Atento
Otimista
Irado
Confiável
Ousado
Desafiador
Confrontador
Generoso
Cruel
Pessimista
Triste
Explosivo

MEDOS
Rejeição
Ataque
Ser pequeno
Abuso
Dependência
Ser subjugado
Perder controle

**CATEGORIAS
PSICOLÓGICAS
TRADICIONAIS**
Fálicos
Histéricos
Depressivos
Maníacos
Projetadores

**FUNCIONAMENTO
PSICOLÓGICO**
Obsessivo-meticuloso
Ditatorial-autoritário
Por inspiração-culpa
Objetificando-proje-
tando
Otimista-pessimista
Dono da verdade
Fome de poder

EXCITAÇÃO
Forte
Localizada
Deprimida
Agitada
Abafada

MOTILIDADE
Persistente
Penetrante
Inibida
Dura
Limitada
Incapaz de amolecer
Incapaz de derreter

**RELAÇÃO COM
O SOLO**
Erguido
Inflexível

BOLSAS
Puxadas para cima
Puxadas para trás
Alongadas
Retesadas

**EXPERIÊNCIA DE
SI MESMO**
Nas camadas inter-
mediárias e exter-
na de músculos e
ossos
No sistema nervoso
central
Na cabeça, ombros,
coluna, tórax, bra-
ços, mãos

POSTURA CORPORAL
Cérebro hiperativo
Pescoço alongado
Peito quente
Intercostais erguidos
Diafragma levantado,
teso
Teso por dentro
Pernas, iliopsoas e
genitais puxados
para cima

**CARACTERÍSTICA
BÁSICA**
Poder

**RELACIONA-SE COM
OS OUTROS**
Tornando-se maior
Tornando os outros
menores

ESTILO DE LUTA
Agressivo
Solitário

**RELAÇÕES DE
AUTORIDADE**
Domina
Compete
É leal para com os
superiores
"Eu lhe digo o que
fazer"

NO TRABALHO
Contido
Conservador
Hiperativo
Quer controlar
Vai em direção ao
mundo
Desafiador
Ritualístico
Assertivo

**RELAÇÕES COM PARES
E SUBORDINADOS**
Domina
Desafia
Controla
Polariza
É insensível
Compete

**RELAÇÕES COM
CÔNJUGE E FILHOS**
Patriarcal
Matriarcal

**FUNCIONAMENTO
SEXUAL**
Pelve move-se de
modo agressivo,
falta ternura

**EDUCAÇÃO SOMÁTICA
E ORIENTAÇÃO
CLÍNICA**
Desestruturar
Encurtar
Eliminar o
retesamento
Ensinar seu exterior
a ceder, alongar-
se, buscar
Questionar suas
ações
Encorajar ondas rít-
micas suaves
Trazê-los para baixo
Restaurar a pulsação
nas bolsas inferiores
Ajudar a ceder
Ajudar a amolecer

a estrutura densa

FIGURA NOVENTA E TRÊS. A postura emocional da estrutura densa. A pessoa densa diz: "Faça-me", "Não me humilhe", ou "Não posso". Estruturalmente, ela é compactada e puxada para dentro, numa declaração de teimosia e insolência. A pulsação é abortada. A peristalse é curta, restrita, buscando alívio de pressão. A estrutura densa é como uma sanfona espremida. O tipo denso afasta, projetando-se no outro. Ele se faz menor encolhendo, contendo, refreando, não agindo. Parecendo menor, ele se protege de si mesmo. Parece impotente. Seus sentimentos baseiam-se em agüentar ou empurrar para baixo. A pessoa densa fica presa no dilema entre resistir à dependência ou precaver-se da independência total.

A estrutura densa se baseia em experiências precoces de suporte e expectativas baseadas no desempenho passado, seguidas de desapontamento e falta de apoio. Tanto as estruturas densas quanto as rígidas representam estágios iniciais de susto, nos quais o organismo enrijece e se retesa. O rígido se superexpande para afastar o outro, enquanto o denso se supercontrai para fazer o mesmo. As duas situações ocorrem nos primeiros estágios da infância, quando o enrijecimento torna-se uma defesa contra o medo e o abandono. A resposta densa vem à tona devido à invasão. No início, essa estrutura recebe amor. Mais tarde, quando a independência começa a se desenvolver, ela é tratada com vergonha e humilhação. O resultado é o recuo.

A dinâmica da família densa envolve incentivo seguido de desaprovação. Isso resulta no reforço do reflexo de se retesar para repelir um ataque. O indivíduo consegue isso puxando para trás e se compactando, puxando para dentro e espessando as camadas externas. Esse padrão de apoio, incentivo e desaprovação e a resposta de recuo comprime a postura ereta, elimina a capacidade de se alongar, pressiona os espaços internos, circunscreve e focaliza a excitação nos órgãos profundos, ao mesmo tempo que a remove da superfície. É uma forma de hibernação — frio fora e quente dentro. A ternura é protegida, enquanto a agressão é voltada contra o *self*. Para serem agressivas e assertivas, as pessoas densas têm de se espremer ou explodir. Elas têm problemas para se dar. Sua inclinação é no sentido de retrair-se. Há conflito entre a expansão e a desaprovação. Aceitar é menos difícil, embora tenham medo da humilhação. Recebem o que lhes é dado, mas se agarram a isso. Mantêm seus sentimentos contidos.

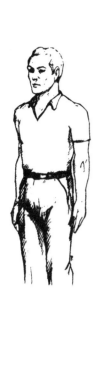
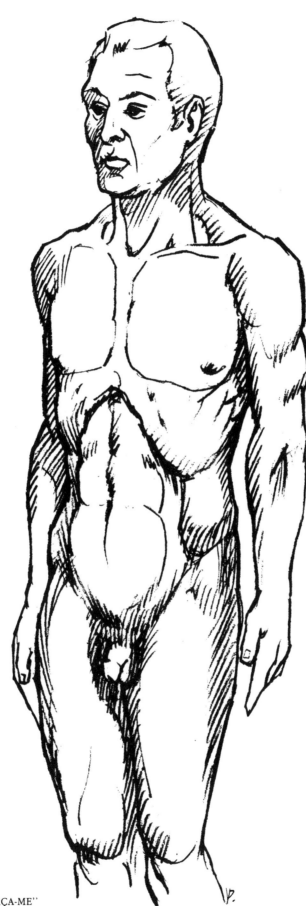
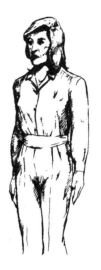

93 POSTURA EMOCIONAL "FAÇA-ME"

FIGURA NOVENTA E QUATRO. Direção da força: a estrutura densa. A estrutura densa comprime, compacta, encurta, mas não esvazia. As forças internas comprimem da frente para trás e da cabeça para a pelve. Há cintas de constrição na cabeça, clavículas, costelas inferiores e no círculo púbico. Essa pressão descendente dos órgãos internos é facilitada por uma cinta em torno da crista do ilíaco. O diafragma se fixa na posição de expiração. As bolsas comprimem, espremem, espessam. Assim, seus espaços internos tornam-se menores e densos. As bolsas torácica e abdominal passam a funcionar como uma só. O esfíncter em volta das clavículas se contrai, fazendo com que a pessoa se sinta estrangulada. Da mesma forma, a pélve se contrai, com a sensação de não ter saída. A pessoa densa não consegue nem empurrar para fora nem puxar para dentro. Todas as forças voltam-se umas contra as outras. O cérebro comprime, a garganta e os órgãos digestivos empurram para baixo, o tórax e o diafragma empurram para baixo e puxam para dentro, como se estivessem apertados por uma cinta. O diafragma também puxa para trás, enquanto os órgãos internos, o cólon, a próstata e o reto empurram para baixo e para dentro. O ânus, os genitais e as nádegas empurram para cima e puxam para dentro, como se fossem uma outra cinta que aperta. Tanto os músculos adutores quanto os abdutores encurtam e engrossam, resultando numa compactação. A motilidade é engarrafada. A estrutura se abaula.

Vendo-se a estrutura densa como um tubo, diferentes dinâmicas estão presentes. A estrutura densa é como um tubo ainda não aberto de pasta de dente, que foi apertado tanto na parte de cima quanto na parte de baixo. Ela vai se romper ou explodir, como um dique. Isso é causado pela fusão das bolsas do peito e do abdômen e pela compressão no pescoço e em torno do ânus. A parede do corpo é tesa, espessada, encurtada. O tubo todo faz pressão para dentro, de tal modo que o pescoço e a cintura desaparecem.

133
Padrões de distresse somático

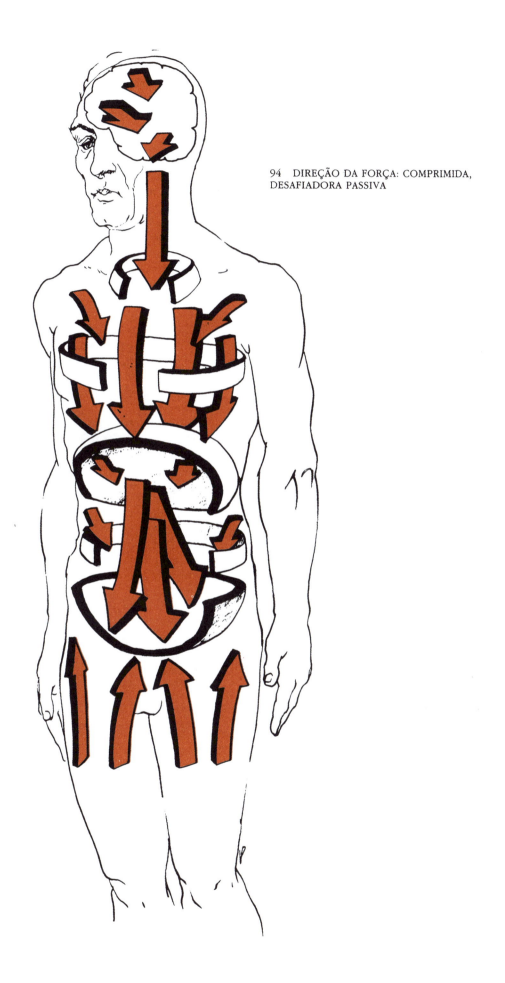

94 DIREÇÃO DA FORÇA: COMPRIMIDA, DESAFIADORA PASSIVA

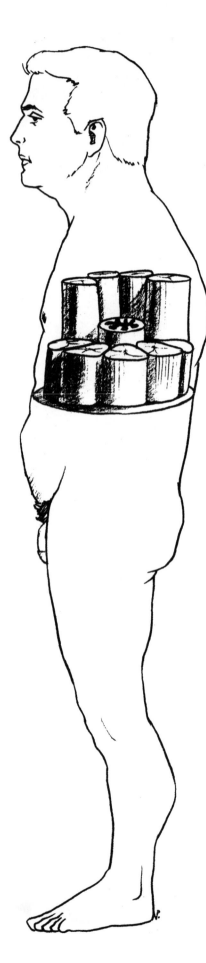

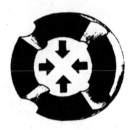

FIGURA NOVENTA E CINCO. O tubo denso como forma corporal. Tubos, camadas, bolsas e diafragmas sustentam a onda de pulsação vertical. Ao resistir ao estresse, a qualidade da postura ereta do organismo é afetada. Nas estruturas densas, os tubos se espessam e o centro de gravidade é rebaixado. Isso resulta em retesamento. À medida que as fibras musculares espessam, os espaços internos se estreitam. A compactação aumenta, e a passagem torna-se difícil. Um aumento de pressão é percebido mais como força do que como dor. O tecido se torna denso, rigidamente compactado, como se tivesse sido colado e apertado. Essa estrutura se baseia na teimosia e no desafio. O estresse é enfrentado tornando-se imóvel e inamovível.

FIGURA NOVENTA E SEIS. Postura ereta densa e músculos antigravitacionais. A cabeça, emergindo do pescoço, é identificada com a posição ereta. É preciso um esforço coordenado para equilibrar a cabeça, olhar em volta, colocar o pescoço para fora. O encolhimento do pescoço para proteger a cabeça torna difícil a manutenção do equilíbrio. Essa postura faz a pessoa se tornar precavida. A pessoa densa se contrai, se encurta, puxa a cabeça para dentro para evitar ceder. A camada externa se hipertrofia, torna-se densamente compactada, superutilizada, curta. O tubo muscular se torna uma fortaleza.

O psoas e os músculos das nádegas se contraem rigidamente. Toda a camada superficial de músculos espinhais se superestende, enquanto os flexores ou músculos de fibras vermelhas da parte da frente do corpo se apertam. Os músculos da parede do peito, do pescoço e os escalenos se contraem profundamente. Os músculos occipital e do pescoço puxam a cabeça para trás. Se não o fizessem, a cabeça cairia sobre o peito; a pessoa perderia o equilíbrio ou se dobraria como uma bola. Os músculos da parte dianteira da coxa se superestendem, enquanto os músculos da panturrilha incham. Os músculos oblíquos anteriores e o quadríceps lombar encurtam. O tubo torna-se uma coisa só, como um bebê sem pescoço. A pessoa densa fecha-se no pescoço, na garganta, e nos esfíncteres anal e genital. Nada entra e nada sai. Isso cria tensão. O cérebro é forçado para trás e para baixo, seus conteúdos ficam sob pressão. Os conteúdos abdominais são empurrados para cima à medida que o diafragma é forçado a descer na caixa torácica. A expiração é forçada e superficial; a inspiração torna-se difícil.

96 POSTURA ANTIGRAVITACIONAL: DENSA, PUXADA PARA BAIXO, DESAFIADORA PASSIVA.

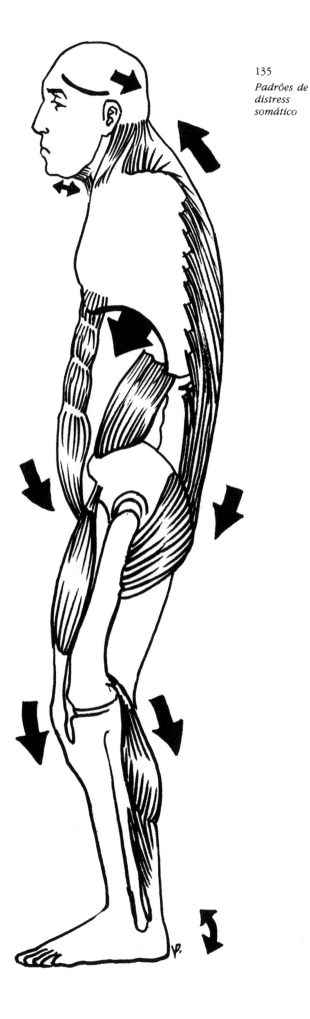

135
Padrões de distress somático

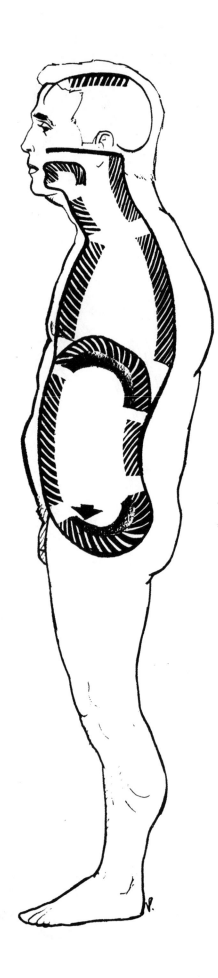

FIGURA NOVENTA E SETE. A função de bomba nas estruturas densas. Cada uma das bolsas se compacta e espessa e perde sua capacidade para se alongar. A estrutura densa sente suas bolsas como pequenas, porém compactadas. A excursão da parede corporal se restringe pelo espessamento. A bolsa craniana encurta. As bolsas abdominal e pélvica se fundem. As setas mostram essa dinâmica para baixo e para dentro. A expansão normal torna-se difícil. Os órgãos centrais são inibidos, compactados, esprimidos uns contra os outros. Os órgãos não conseguem pulsar livremente. O efeito sanfona é como uma espiral rígida e com uma força enorme, uma pressão hidráulica — lenta, determinada, estável —, mas não excitável. A estrutura é capaz de suportar grande pressão, até que entre em erupção ou comece a vazar. A atividade se intensifica, embora expansão ou compressão maiores sejam impossíveis. O acúmulo de pressão torna-se o sentimento básico de estar vivo. A pessoa densa controla a excitação, amortecendo-a. Ela circunscreve sua excitação às camadas intermediárias, vísceras, tronco cerebral e mesencéfalo. A intensa excitação neurológica se congela até entrar em erupção. O desafio, o medo e o distanciamento são as declarações emocionais da estrutura densa.

FIGURA NOVENTA E OITO. A densidade como padrão de supercontração. Forças dinâmicas interrompem os fluxos de excitação, as pulsações peristálticas e a motilidade dos órgãos. Nessa figura, as áreas em preto simbolizam um tecido denso, uma falta de motilidade e de excitação. As áreas em branco mostram uma excitação que flui livremente. As áreas listradas revelam tanto excitação quanto constrição — áreas que estão tanto ativas quanto inativas. Finalmente, as setas indicam a direção da tração ou pressão muscular.

Na estrutura densa ou compacta, a organização do desafio encurta todo o organismo. Há uma pesada densidade no soalho pélvico, nos ombros, nas abóbadas do cérebro e da cabeça, na superfície do corpo, nas clavículas, ombros, coxas e na parte frontal do corpo. As setas indicam excitação no centro, mas as camadas externas são densas e compactadas. O conflito entre o amortecimento exterior e a vivacidade interior cria um efeito vulcânico, um cérebro compactado com um núcleo de fogo no tronco cerebral. Poderosas forças flexionam o corpo para a frente, numa tentativa de fechá-lo, embora haja uma poderosa excitação interna no âmago da pessoa.

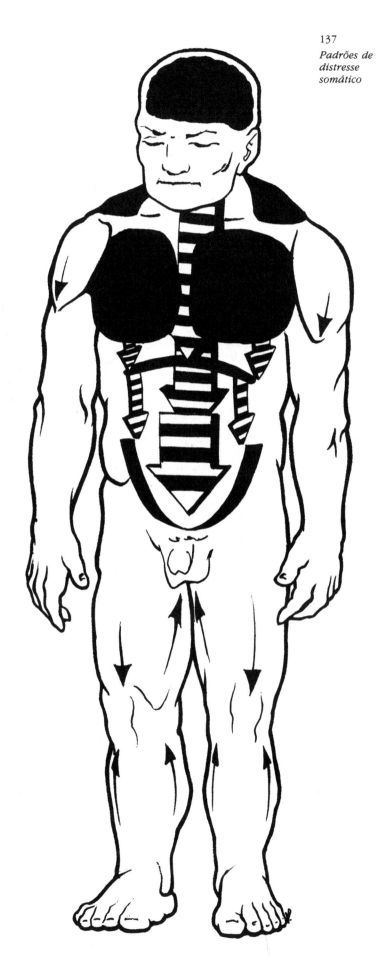

Padrões de distresse somático

forma somática e expressão comportamental

FIGURA NOVENTA E NOVE. Essa figura mostra um quadro global da estrutura densa e sua dinâmica e ilustra:

- o princípio da estratificação;
- as dinâmicas interna e externa e seu relacionamento;
- o princípio de bolsas e diafragmas — as bolsas podem ser puxadas para fora ou empurradas para dentro das bolsas contíguas, com decorrentes efeitos sobre a motilidade e a peristalse;
- a direção das forças na estrutura total — para fora da pelve, para longe do chão ou para dentro da pelve, ancorada no chão.
- a configuração dos tubos internos.

Cada figura apresenta um aspecto diferente da estrutura.

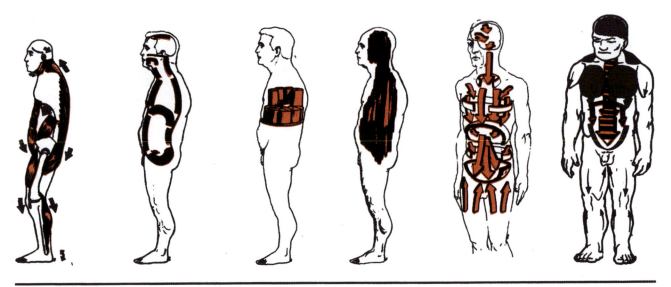

MÚSCULOS ANTI-GRAVITACIONAIS — BOMBAS — TUBOS — CAMADAS — DIREÇÃO DAS FORÇAS — FORÇAS EXCITATÓRIAS

99 PADRÕES DENSOS

Liberdade é seu grito, martírio sua recompensa.
Empatia é sua marca, traição seu medo.
Ser apreciado e aprovado são sua necessidade,
E para consegui-lo, luta com afinco.
Independência é seu sonho, estar em paz, seu desejo.
Seu segredo é a vontade de se unir ao outro, mantendo sua individualidade.
Ter raízes, pertencer, ser aceito sem ter que isolar-se.

características das estruturas densas
os que se auto-anulam movendo-se
em direção a si mesmos

Padrões de distresse somático

PAPÉIS
Resistir
Defender
Lutar

APARÊNCIA
Compactado
Empurrado para
baixo
Cheio
Superfirme
Pressurizado

ESTADO DE ESPÍRITO
Rebelião
Luta
Defesa
Repulsa
Rejeição

SENTIMENTOS/QUALI-
DADES EMOCIONAIS
Desconfiado
Cheio de dúvidas
Possessivo
Anula a si mesmo
Confiável
Medroso
Derrotado
Esperançoso
Compassivo
Desafiador
Despeitado
Leal
Servil
Determinado
Teimoso
Humilhado
Empático
Protetor

MEDOS
Atacar os outros
Tornar-se maior
Independência
Vínculos
Ficar fora de
controle

CATEGORIAS
PSICOLÓGICAS
TRADICIONAIS
Depressivo
Passivo-agressivo
Implosivo
Autonegação

FUNCIONAMENTO
PSICOLÓGICO
Pessimismo x
realidade
Negação x afirmação
Independência x
dependência
Persistir x não
desistir

EXCITAÇÃO
Limitada do lado de
fora
Vulcânica do lado
de dentro
Eruptiva
Intensificada
Amortecida

MOTILIDADE
Investidas
compactadas
Limites espessos
Expansões intensas
Não consegue
derreter

RELAÇÃO COM O SOLO
Empurrado para
dentro
Inflexível

BOLSAS
Inflamadas mediante
compressão

EXPERIÊNCIA DE SI
MESMO
Nos músculos esque-
léticos, na profun-
deza dos intestinos
No sistema nervoso
autônomo
No abdômen, peito,
pescoço, pélvis e
pernas

POSTURA CORPORAL
Cérebro denso
Pescoço curto
Peito frio e fraco
Ombros levantados
Diafragma duro e
achatado
Pelve e pernas
compactados

CARACTERÍSTICAS
BÁSICAS
Seriedade
Retraimento

RELACIONA-SE COM OS
OUTROS
Torna-se menor
Mantém os outros
afastados

ESTILO DE LUTA
Torna-se impassível
Espera passar

RELAÇÃO COM
AUTORIDADE
Busca da aprovação
Boicota
É servil
"Diga-me o que
fazer"

NO TRABALHO
Inibido
Dedicado
Beligerante
Desconfiado
Segundo no
comando
Cooperativo
Precavido
Rebelde
Isolado
Assertivo
Fica consigo mesmo

RELAÇÃO COM PARES E
SUBORDINADOS
Venham a mim
Cooperativo
Leal
Indireto
Confiável

RELAÇÃO COM
CÔNJUGE E FILHOS
Empático
Auto-sacrifício

FUNCIONAMENTO
SEXUAL
A pele empurra
Movimento sexual é
espremido
Tem sentimentos,
mas está numa
armadilha

EDUCAÇÃO SOMÁTICA
E ORIENTAÇÃO CLÍNICA
Amolecer a parede
externa
Alongar o pescoço,
separando-o do
tronco
Separar as bolsas
Encorajar a asserção
Encompridar, alongar,
descomprimir
Restaurar o ritmo
Fazer a excitação e a
pulsação moverem
para fora

a estrutura inchada

FIGURA CEM. A postura emocional da estrutura inchada. A declaração emocional da pessoa inchada é "Pegue-me", "Deixe-me chegar perto de você, "Dê-me sua estrutura" ou "Dê-me espaço". Essa estrutura é explodida e eruptiva. Ela se amplia, torna-se maior, intimida ou tenta se livrar. Ela incha de raiva, embora precise se manter afastada de seu desprezo interno. A arrogância é sua postura emocional. Implora por limites e por resistência, embora pareça resistir a isso. O que ela declara de fato é: "Empurre-me de volta para que eu tenha limite". Seu medo real é o de entrar em colapso.

Essa estrutura não consegue se mover livremente porque o ataque que experienciou ocorreu muito cedo, ou porque seus últimos movimentos em direção à independência foram boicotados. Isso ocorre em famílias superprotetoras, manipuladoras, sedutoras, que estão sempre fazendo tudo pela criança e nunca permitindo que ela enfrente desafios. Alternativamente, a família pode boicotar a criança, exigindo que ela atenda às expectativas dos pais. A criança, por sua vez, grita para ser deixada em paz, sem ser abandonada.

A estrutura inchada infla para livrar-se de um acúmulo interno de necessidades ou de excitação. Sua peristalse é letárgica, sem ondas detectáveis, embora esteja sob grande pressão, como um aneurisma prestes a explodir. Tenta aliviar a pressão ou evitar que as exigências a penetrem. Essa estrutura teme o colapso e, por isso, distende seus tubos e bombeia para cima, em um esforço para se manter ereta. Toda sua excitação é mantida na superfície, longe dos tubos internos.

A pessoa inchada é uma criança adulta, uma pessoa considerada adulta, mas que retém muitas das características imaturas. Essa estrutura preocupa-se em ser o que os outros querem que ela seja. Ela se dá numa tentativa de ser preenchida. Tem dificuldades para se retrair. Ela se joga para fora porque lhe falta capacidade para conter coisas.

Em grupos, na família, no trabalho, a pessoa inchada é um bom imitador. Ela se identifica com os outros. Tem *insight* sobre as necessidades dos outros e sobre o modo como funcionam. Embora busque a própria identidade, sabe muito bem como os outros funcionam. A pessoa inchada pode ser criativa e se dar, no seu empenho para obter uma identidade estrutural interna.

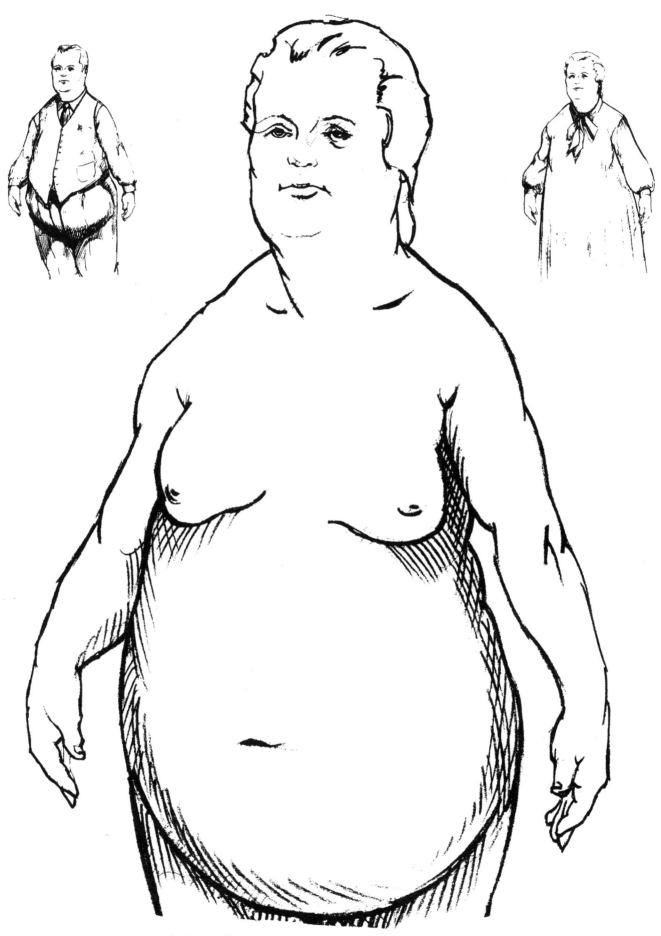

100 POSTURA EMOCIONAL "PEGUE-ME"

FIGURA CENTO E UM. Direção da força: a estrutura inchada. A estrutura inchada se superexpande, infla, se enche como um balão prestes a explodir. As forças expansivas pressionam para fora. As paredes afinam. Há uma força descendente e para fora, à medida que a pressão se acumula de dentro para fora. Todos os músculos do continente afinam. O cérebro incha. As forças do pescoço e da clavícula geram uma experiência semelhante à sufocação. Sua pressão interna faz o tórax estreitar. Na bolsa torácica, as costelas inferiores, o abdômen e o diafragma forçam para fora e para baixo, inchando o abdômen. A coluna lombar e pélvica empurram para a frente, o diafragma pélvico é forçado para baixo e a área púbica, para fora. O formato em pêra da estrutura força os músculos adutores a se esparramarem. A peristalse é mínima. A estrutura inchada é como o delta de um rio, espraiando-se com pouca contenção, investindo contra o ambiente. O embolsamento excessivo do abdômen cria um estreitamento nas áreas do peito, cabeça, pescoço e pelve.

Vista como um tubo, a estrutura inchada mostra um meio cheio de líquido, em que uma extremidade está sob pressão e a outra, sem contração. Os conteúdos vertem por uma das extremidades, enquanto a outra se espreme. A bolsa abdominal é superexpandida, mais ou menos como a superexpansão da bolsa do peito do rígido. Mas o abdômen inchado baseia-se em líquidos e ar e não na expansão muscular. O tubo infla em demasia, tendo apenas os ossos dos ombros, da cabeça e da pelve para restringir uma expansão maior. Os contornos naturais do corpo se perdem. A integridade das bolsas e diafragmas fica distorcida.

143
*Padrões de
distresse
somático*

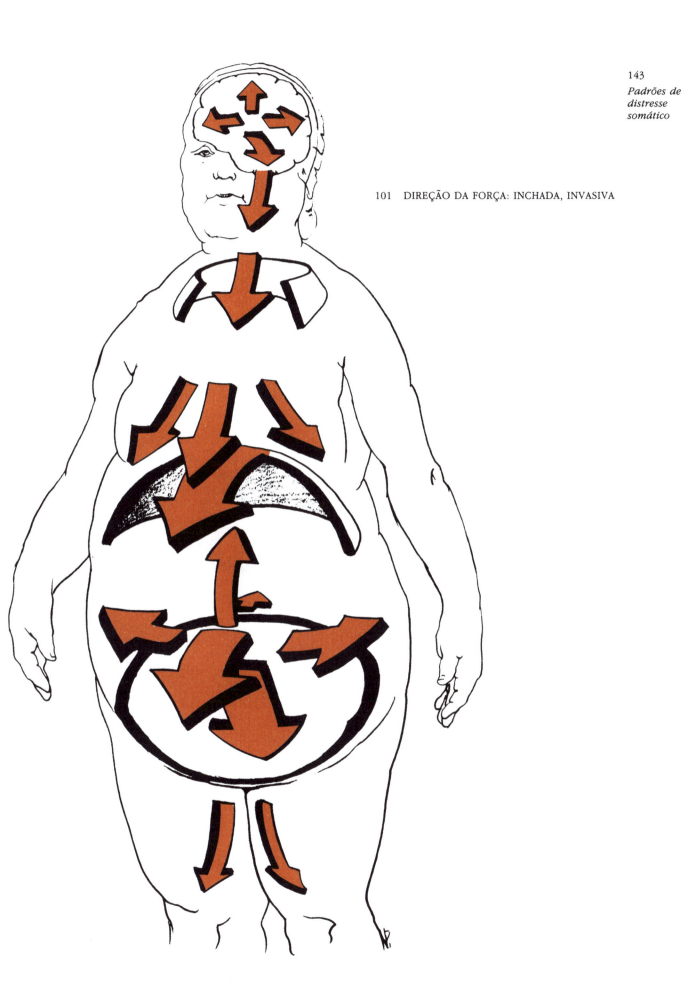

101 DIREÇÃO DA FORÇA: INCHADA, INVASIVA

144
Anatomia Emocional

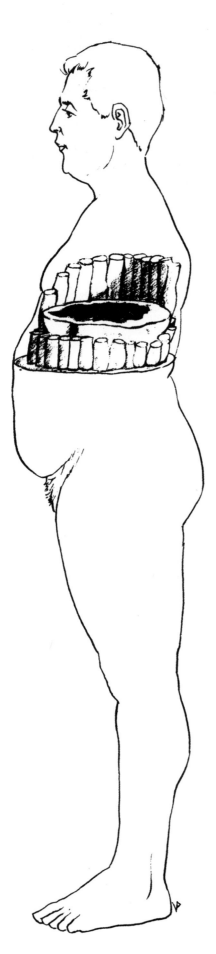

FIGURA CENTO E DOIS. O tubo inchado como forma corporal total. Na estrutura inchada, a parede muscular afina e deixa de oferecer resistência. Os tubos inflam, expandindo as bolsas que atuam como suporte. O tecido inchado é intumescido; assim, ele se expande debilmente. Ele se dilata para assumir a forma do ambiente, inflando para se tornar maior. A camada intermediária é mole, ao contrário das formas *overbound*. A estrutura inchada não mexe, nem resiste. Ela tem dificuldades para conter seus conteúdos, local ou genericamente. As coisas saem, mas nada entra. Essa postura é invasiva.

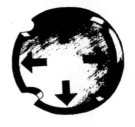

102 UM TUBO INCHADO COMO FORMA CORPORAL

FIGURA CENTO E TRÊS. A postura ereta inchada e os músculos antigravitacionais. A pessoa inchada infla, se enche, superexpande para manter os outros afastados. As setas indicam que a parede anterior do corpo se distende no abdômen, enquanto os músculos posteriores tornam-se espásticos, na tentativa de suportar o corpo e evitar que ele caia. Todo o peso da parte superior do corpo desaba. A pelve não apenas puxa para trás; mais do que isso, ela afunda. O diafragma é puxado para baixo pelo peso dos conteúdos abdominais. Há contração muscular na base do pescoço e na panturrilha para manter a pessoa ereta.

Padrões de distresse somático

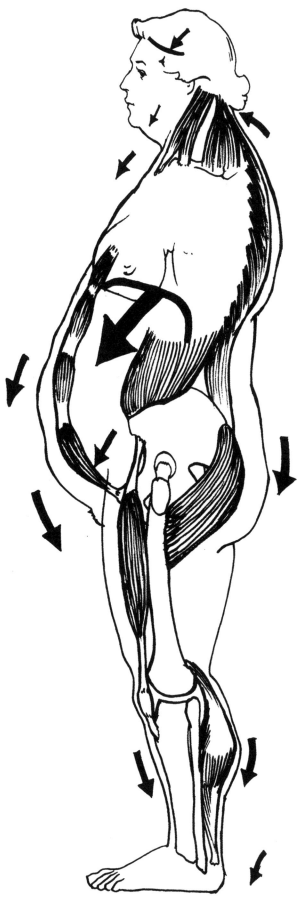

103 POSTURA ANTIGRAVITACIONAL: INCHADA, ESTUFADA, INVASIVA

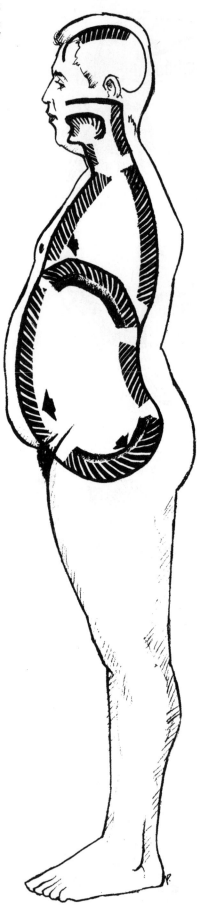

FIGURA CENTO E QUATRO. A função de bomba: a estrutura inchada. A pessoa inchada alivia o acúmulo de pressão expandindo-se continuamente para a superfície. Suas bolsas se sentem grandes, mas vazias. As bolsas inflam com ar, líquido e gordura, como um baiacu. O resultado é que a excitação é colocada fora da pessoa, projetada na superfície, ou amortecida. A pessoa inchada desloca sua excitação para a superfície, para suas bolsas e para o topo de seu cérebro. A excitação serve para atrair os outros ou possibilitar que se penetre o outro.

A pessoa inchada infla para longe do chão. Suas câmaras têm paredes finas, pois foram esticadas ou separadas. Seu diafragma é achatado até seu limite, incapaz de retomar sua forma. Ela pode bombear para cima, mas não para baixo. Tem movimentos respiratórios curtos e fracos. Isso também é verdade quanto à troca de líquidos, gases e até mesmo emoções. Ela não deseja que os outros cheguem perto dela. O movimento de sanfona é limitado, isto é, ela se expande e se contrai verticalmente, mas muito pouco horizontalmente. As estruturas inchadas transbordam para o ambiente, se esvaem, explodem, rompem. O espaço interno é expandido. A motilidade dos órgãos é mais esparramada do que contida e, portanto, preguiçosa e não responsiva. A excitação não passa de uma bolsa para outra. Há bombeamento na superfície, mas a parede corporal é fina e, dessa forma, a pessoa é mantida longe do chão, como um balão inflado. Ela se sente como se não tivesse ossos e, portanto, incha para prover suporte; mas ao fazer isso ela corre o perigo de se tornar muito esparramada.

104   A FUNÇÃO DE BOMBA INCHADA: COMO UM BALÃO

FIGURA CENTO E CINCO. O inchaço como padrão de superexpansão. Forças dinâmicas interrompem os fluxos de excitação, as pulsações peristálticas e a motilidade dos órgãos. Nessa figura, as áreas em preto simbolizam um tecido denso, uma falta de motilidade e de excitação. As áreas em branco mostram uma excitação ativa, que flui livremente. As áreas listradas mostram tanto excitação quanto constrição — áreas que estão tanto ativas quanto inativas. Finalmente, as setas indicam a direção da tração ou pressão muscular.

A estrutura inchada contrai sua cabeça para se manter no chão, para não estar fora de controle ou para não se deixar inundar pelas sensações do *self* ou da realidade. O resto do organismo está superexpandido. As áreas listradas indicam excitação na superfície do corpo, na face, garganta e nos órgãos viscerais centrais; mas há uma moderada falta de excitação no tórax. O tubo interno tem motilidade exagerada. As listras na parte externa do peito e do abdômen indicam uma função interna em colapso, uma dilatação descontrolada e uma forte tentativa de não se perder para o ambiente. Há conflito no tubo externo, que está contraído no topo para que o tubo interno possa ser contido.

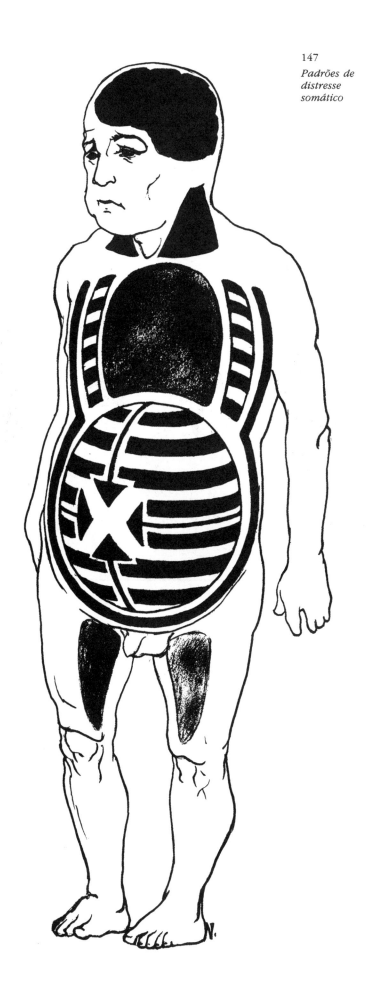

Padrões de distresse somático

105 FORÇAS EXCITATÓRIAS: INCHADAS, FUSIONAIS, MANIPULADORAS

forma somática e expressão comportamental

FIGURA CENTO E SEIS. A figura mostra um quadro global da estrutura inchada e sua dinâmica e ilustra:

- o princípio da estratificação;
- as dinâmicas interna e externa e seu relacionamento;
- o princípio de bolsas e diafragmas — as bolsas podem ser puxadas para fora ou empurradas para dentro das bolsas contíguas, com decorrentes efeitos sobre a motilidade e a peristalse;
- a direção das forças na estrutura total — para fora da pelve, para longe do chão ou para dentro da pelve, ancorada no chão;
- a configuração dos tubos internos.

Cada figura apresenta um aspecto diferente da estrutura.

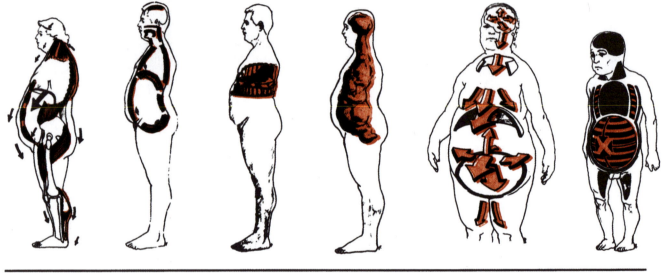

MÚSCULOS ANTI-GRAVITACIONAIS | BOMBAS | TUBOS | CAMADAS | DIREÇÃO DAS FORÇAS | FORÇAS EXCITATÓRIAS

106 PADRÕES INCHADOS

Em busca de um corpo para estar, que seja todo seu e de ninguém mais.
Todo potencial, segundo a vontade dos outros.
Promete mas não cumpre, mesmo quando mais promete.
Preso na armadilha entre impressionar o outro ou possuí-lo.
Eternamente otimista e juvenil.
Sempre querendo ser grande, sempre negando sua infantilidade.
Ele vive lá fora, engolfando ou sendo engolfado.

características das estruturas inchadas
os inflados que se identificam
movendo-se em direção aos outros

PAPÉIS
Camaleão
Simulador
Tudo para todos

APARÊNCIA
Estufado
Inflado
Formato de pêra
Como uma gelatina

ESTADOS DE ESPÍRITO
Manipulador
Incorporador
Pretensioso
Invasivo
Apropriador
Tende a assumir o
controle

**SENTIMENTOS/QUALI-
DADES EMOCIONAIS**
Grandiosidade
Insatisfeito
Absorto em si mesmo
Narcisista
Sedutor
Identifica-se com os
outros
Causa excitação
social
Percebe o possível,
tenta se juntar
Explorador
Inferior
Inflamado
Solidário
Futurizador

MEDOS
Ser pequeno
Estar vazio
Não pertencer
Ser incorporado

**CATEGORIAS PSICOLÓ-
GICAS TRADICIONAIS**
Maníaco-depressivo
Narcisista
Levado por impulsos
Grandiosidade
Personalidade aditiva

**FUNCIONAMENTO
PSICOLÓGICO**
Criança adulta
Nega suas próprias
necessidades
Faz o outro sentir
que precisa dele,
mas, na verdade, é
ele quem precisa
do outro
Superficialidade

EXCITAÇÃO
Dotada de motilidade
Porosa
Inflada
Caótica
Inflamada

MOTILIDADE
Flui livremente
Faltam limites
Em meandros
Invasiva
Incapaz de conter

RELAÇÃO COM O SOLO
Flutua para longe
dele
Vive nos outros

BOLSAS
Exageradas pelo in-
chaço, inflação

**EXPERIÊNCIA DE SI
MESMO**
Nas camadas externas
de pele, nervos,
sentidos
No córtex
Nas mãos, boca,
sentidos

POSTURA CORPORAL
Cabeça inflada
Peito recuado e
retesado
Não tem ombros
Diafragma em
protrusão
Abdômen em
protrusão
Pernas bambas
Vivendo na
superfície

**CARACTERÍSTICAS
BÁSICAS**
Manipulação
Exploração
Invasividade

**RELACIONA-SE COM
OS OUTROS**
Usa os outros para
tornar o *self* mais
real, corporificado
emocionalmente

ESTILO DE LUTA
Imita
Decepciona

**RELAÇÃO COM
AUTORIDADE**
Político
Explorador
Parece submisso
"Serei o que você
quiser, se"

NO TRABALHO
Sociável
Ambicioso
Confiável
Difícil fazer com que
se defina
Deixa de cumprir
promessas
Busca receber
Falante
Expansivo
Dá de si

**RELAÇÃO COM PARES E
SUBORDINADOS**
Socializa
Exige contato
Reconhece os outros
Chama a atenção pa-
ra si

**RELAÇÃO COM CÔNJUGE
E FILHOS**
Distante
Efusivo
Caloroso, embora
sem contato
Usa para as próprias
necessidades

**FUNCIONAMENTO
SEXUAL**
Precisa ser estimula-
do pelo outro
Movimentos são
superexagerados
Não consegue conter
sentimentos ou
movimentos

**EDUCAÇÃO SOMÁTICA
E ORIENTAÇÃO
CLÍNICA**
Esvaziar
Comprimir
Ensinar asserção
De fora para dentro
Questionar suas
ilusões
Organizar fronteiras
usando a parede
corporal
Aumentar a pressão
interna para mantê-
lo do tamanho
certo
Incentivar excitação
e contenção
internas
Dar estrutura, firman-
do e preenchendo

150
Anatomia
Emocional

a estrutura em colapso

FIGURA CENTO E SETE. A postura emocional da estrutura em colapso. As declarações emocionais da estrutura em colapso são: "Não posso", "Dê-me suporte", ou "Vou colocar você para dentro". Cede, encolhe, chora. Lida com a raiva, medo, necessidades ou fraqueza, cedendo. Esse tipo pede mais estrutura. Precisa de uma espinha dorsal. Por lhe faltar um continente, depende dos outros para obter um, em troca de sua lealdade.

A postura ereta da pessoa em colapso é marginal. Sua masculinidade ou feminilidade e sua excitação encolheram. Ela não tem comprometimento com o mundo externo ou com os outros. Pode aceitar o que vem dos outros, se lhe oferecem, mas não se esforça para obtê-lo. Também não faz muito esforço para dar. Reage ao estresse recuando e isolando-se. Não agir é sua forma de agressão. No contato sexual, é passiva e requer um estímulo excessivo.

A estrutura em colapso vem de uma família que se retrai ou tem pouca excitação para dar. Há privação de nutrição emocional. A estrutura tubária recebe pouco suporte. Isso pode também ocorrer devido a uma carência dietética, pobreza ou distúrbios genéticos. A postura característica é "não vale a pena" e, no entanto, anseia ser salva. Sua excitação é baixa, mas tem um profundo fogo interno. Concentrou seus lagos de excitação bem no fundo, num lugar privado.

No trabalho, na família ou num grupo, a pessoa em colapso gravita para a periferia. Ela é uma estranha e desaparece nos bastidores. Gosta de privacidade e de apoio. Evita as exigências, mas, se não for desencorajada, persegue uma meta com uma firmeza lânguida, persistente e determinada. Ao mesmo tempo, é uma companhia interessante, perceptiva e solidária, com *insight* penetrante. Embora não aja agressivamente, compartilha um contato terno e gentil.

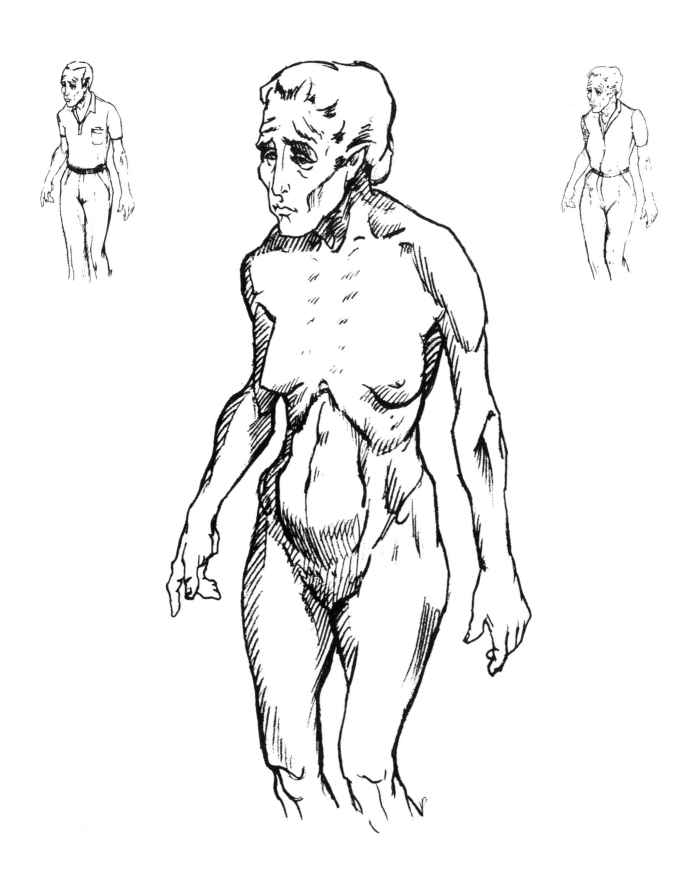

107 POSTURA EMOCIONAL "USE-ME"

FIGURA CENTO E OITO. Direção da força: a estrutura em colapso. Essa estrutura tem uma função muscular enfraquecida. Parece que lhe faltam ossos ou músculos. Seus tubos se envergam. As setas mostram uma pressão para dentro e para baixo, como a gravidade atraindo uma massa devido a seu próprio peso. Os músculos espinhais são frágeis. O tubo digestivo rui. O diafragma se achata e o tórax afunda na posição de expiração. A inspiração depende de muito esforço. Respira na barriga. À medida que o cérebro afrouxa, diminui a excitação. A constrição da clavícula implode e resulta na sensação de afogamento. A implosão pélvica produz uma protrusão, como se o abdômen estivesse caindo para fora. Essa estrutura tem pouca capacidade para suportar pressão. Suas bolsas desmoronam e o mundo pélvico inferior torna-se uma poça ou um pântano.

Vista como um tubo, a estrutura em colapso parece vazia. As bolsas se envergam e formam uma protuberância. A parede do continente é flácida. A onda peristáltica é abortada, pois não consegue superar a tração para baixo. A onda de excitação se comprime.

153
Padrões de distresse somático

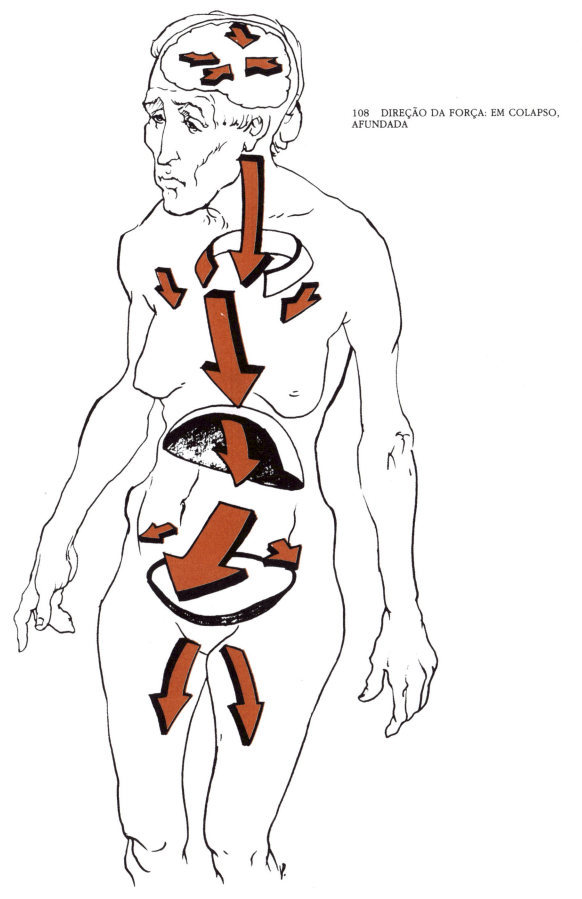

108 DIREÇÃO DA FORÇA: EM COLAPSO, AFUNDADA

154
Anatomia Emocional

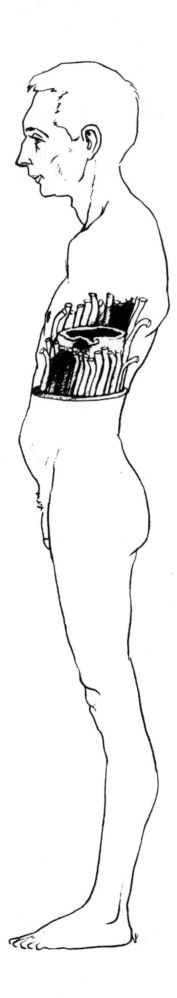

FIGURA CENTO E NOVE. O tubo em colapso como forma corporal. Na estrutura em colapso, a parede muscular, a medula espinhal e os tubos internos são frágeis. O núcleo interno carece de estrutura e desaba mais sobre si mesmo do que para fora. Essa estrutura é incapaz de se firmar ou de enrijecer. Quando os tubos não têm suporte, entram em colapso. A pulsação se extingue, à medida que o organismo recua para um nível inferior de funcionamento. Essa estrutura mostra fraqueza e medo.

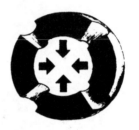

109   UM TUBO EM COLAPSO COMO FORMA CORPORAL

FIGURA CENTO E DEZ. A postura ereta em colapso e os músculos antigravitacionais. A parede externa da pessoa em colapso verga-se. O abdômen forma uma protuberância. Os músculos oblíquos e quadratus dos fêmures afinam. As contrações compensatórias dos músculos do pescoço evitam que a cabeça caia para os lados ou sobre o peito. Os músculos occipitais tornam-se espásticos. Os músculos escaleno e esternocleidomastóideo se superestendem. Os músculos trapézio se contraem vigorosamente. Os músculos da parede do peito são fracos, provocando uma profunda cifose na coluna torácica. O peito afunda. Nada pode se mover pelo organismo, porque ele está retesado, para evitar cair tanto para dentro quanto para baixo. Os pulmões e o coração vergam. O organismo tem pouca inclinação para preencher-se.

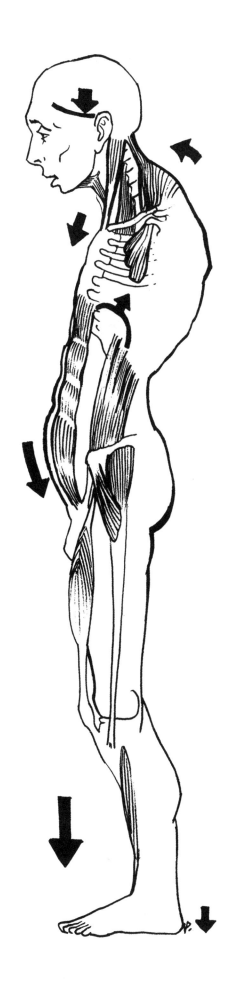

110 POSTURA ANTIGRAVITACIONAL: EM COLAPSO, AFUNDANDO PARA DENTRO, RESIGNADA

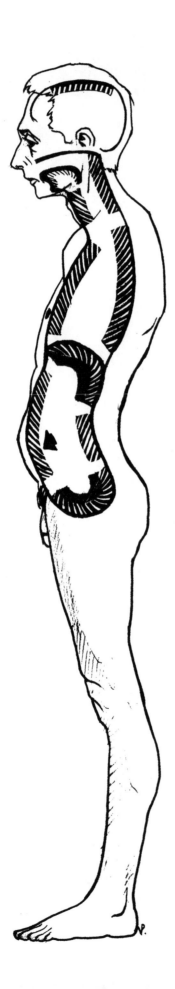

FIGURA CENTO E ONZE. A função de bomba: a estrutura em colapso. As bolsas da pessoa em colapso são frágeis e passivas; assim, elas são incapazes de manter um estado de excitação. A pessoa em colapso mantém sua excitação nos tubos digestivos, no topo do cérebro e no tronco cerebral. A excitação se dissipa.

Todas as bolsas em colapso vergam e entram em protrusão descendente. É como se todos os espaços internos caíssem para dentro. Quando as bolsas entram em colapso, há pouco fluxo e refluxo. Com pouco bombeamento para cima e para baixo, a função de sanfona é minimizada. Decorrem daí sentimentos de vazio, desespero, sujeição e submissão. Há um movimento superficial em todos os diafragmas. Cada uma das bolsas funde-se com a contígua. O movimento interno é sentido como um naufrágio. Apenas as poderosas tensões da base do crânio evitam que a estrutura em colapso caia para dentro.

111 A FUNÇÃO DE BOMBA EM COLAPSO: AFUNDADA

FIGURA CENTO E DOZE. O colapso como padrão de supercontração. Forças dinâmicas interrompem os fluxos de excitação, as pulsações peristálticas e a motilidade dos órgãos. Nessa figura, as áreas em preto simbolizam um tecido denso, falta de motilidade ou excitação. As áreas em branco mostram uma excitação ativa, que flui livremente. As áreas listradas mostram tanto excitação quanto constrição — áreas que estão tanto ativas quanto inativas. Finalmente, as setas indicam a direção da tração ou pressão muscular.

As dinâmicas de depressão, desespero e fraqueza podem ser encontradas na estrutura em colapso. Os órgãos que geram energia estão em preto, indicando falta de excitação, em contraste com as áreas listradas do peito e do cérebro. Essa estrutura carece de motilidade e excitação. Os tubos internos estão enrijecidos, enquanto o tubo como um todo está em colapso. Os ombros estão afundados, como se carregassem um grande peso.

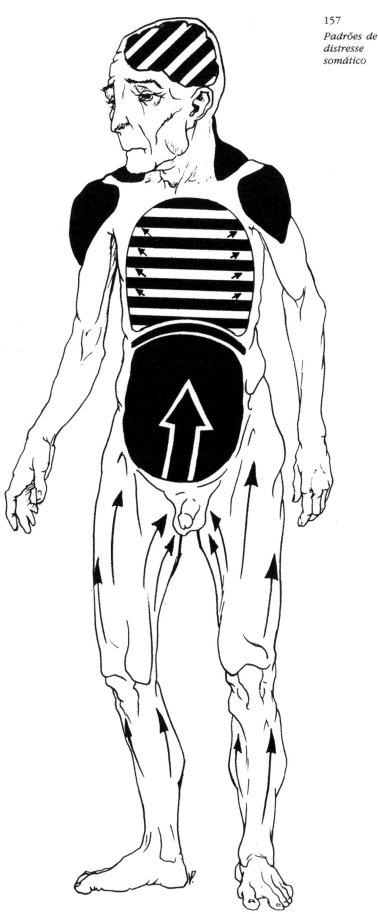

Padrões de distresse somático

forma somática e expressão comportamental

FIGURA CENTO E TREZE. A figura mostra um quadro global da estrutura em colapso e sua dinâmica e ilustra:

- o princípio de estratificação;
- as dinâmicas interna e externa e seu relacionamento;
- o princípio de bolsas e diafragmas — as bolsas podem ser puxadas para fora ou empurradas para dentro das bolsas contíguas, com decorrentes efeitos sobre a motilidade e a peristalse;
- a direção das forças na estrutura total — para fora da pelve, para longe do chão, ou para dentro da pelve, ancorada no chão;
- a configuração dos tubos internos.

Cada figura apresenta um aspecto diferente da estrutura.

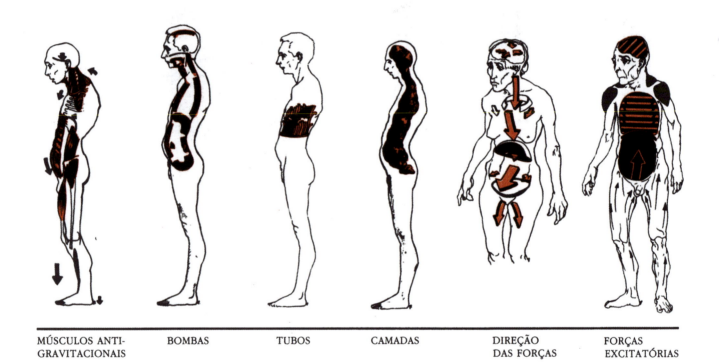

MÚSCULOS ANTI-GRAVITACIONAIS | BOMBAS | TUBOS | CAMADAS | DIREÇÃO DAS FORÇAS | FORÇAS EXCITATÓRIAS

113   PADRÕES DE COLAPSO

Eles fantasiam, mas não ousam sonhar, com medo de acordar.
A solidão é sua dor, embora não se entreguem ao outro.
Sua marca é a empatia.
Sua meta não é o amor, mas serem cuidados.
Temem o isolamento, mas são rejeitadores.
Querer é morrer.
Evitam o frio, mas não sentem calor.

características da estrutura em colapso
os refreadores resignados
afastam-se

Padrões de distresse somático

PAPÉIS
Cético
Isolado

APARÊNCIA
Afundada
Desmoronada
Informe
Disforme

ESTADO DE ESPÍRITO
Desinteressado
Fantasioso
Apático

SENTIMENTOS/QUALIDADES EMOCIONAIS
Obediente
Oco
Decepcionado
Fraco
Não apreciado
Solidário
Receptivo
Ressentido
Enganado
Desesperado
Resignado
Abandonado
Vítima
Não ameaçador
Não assumido
Ineficaz

MEDOS
Ser grande
Hostilidade
Impotência
Falta de suporte
Ser controlado
Estar isolado
Falta de resposta

CATEGORIAS PSICOLÓGICAS TRADICIONAIS
"Borderline"
Oral-dependente
Depressivo

FUNCIONAMENTO PSICOLÓGICO
Retraimento agitado
Apego indiferente
À espera de serem
  abordados
Buscam amor e união
Chorando para serem
  cuidados
Conflito entre estar
  sozinho e precisar
  dos outros

EXCITAÇÃO
Isolada
Subexcitada
Amortecida
Suave

MOTILIDADE
Reprimida
Com limites fracos
Com pouca forma
Incapaz de enrijecer

RELAÇÃO COM SOLO
Empoçado
Voltado para dentro
Vive nos bastidores
Colapso

BOLSAS
Implodidas
Encovadas

EXPERIÊNCIA DE SI MESMO
Nas camadas internas, nos músculos
  internos do abdômen, coluna lombar, pelve, abóbada craniana e
  coluna
Na metade superior
  do tronco, como
  se estivesse
  vergando

POSTURA CORPORAL
Cabeça vergando
Pescoço
  enfraquecido
Peito em colapso
Ombros densos
Diafragma deprimido
Abdômen vergando
Pelve em protrusão

CARACTERÍSTICAS BÁSICAS
Solidariedade
Nutrição emocional
Buscando a sensação
  de estar vivo

RELACIONA-SE COM OS OUTROS
Traz o outro para
  dentro
Isolado
Apático

ESTILO DE LUTA
Apaziguamento
Acomodação
Poder através da
  submissão

RELAÇÃO COM AUTORIDADE
Cede
Busca apoio
Obediente, servil
Precisa ser
  conduzido
"Ajude-me a fazer"

NO TRABALHO
Forma alianças
Não dominador
Receptivo
Não-produtivo

RELAÇÃO COM PARES E SUBORDINADOS
Acolhedor
Isolado
Satisfaz às necessidades dos outros
Resiste ao controle
Tolera as fraquezas
  do outro

RELAÇÃO COM CÔNJUGE E FILHOS
Afetuoso
Cede sob estresse, teme o abandono,
  agarra-se
Usa a excitação para
  o contato
Faz o papel de
  desamparado

FUNCIONAMENTO SEXUAL
Precisa que os outros
  o estimulem
Falta asserção sexual
Pélvis tem uma responsividade
  mínima

EDUCAÇÃO SOMÁTICA E ORIENTAÇÃO CLÍNICA
Inflar
Tornar ereto
Incentivar o desejo
Incentivar a
  auto-estima
Construir uma estrutura interna de suporte usando o tecido conjuntivo
Gerar ritmo, incentivar a excitação
Ajudar a controlar o
  self, tirar pressão
Restaurar a vitalidade
  pulsátil

comparações estruturais

As figuras seguintes estabelecem uma comparação entre as quatro estruturas, no sentido dos efeitos que a pressão e a motilidade exercem sobre as bolsas, peristalse vertical, fluxo da excitação, forças circulares; como o distresse distorce o tubo e as bolsas, quer de dentro para fora, quer de fora para dentro; e como o padrão de estresse reflete um padrão de defesa.

FIGURA CENTO E CATORZE. Expressões emocionais: expansão *versus* contração.

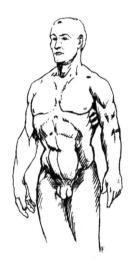 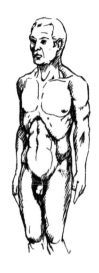 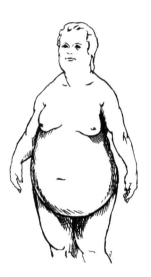 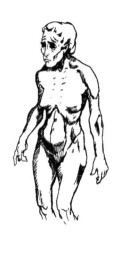

RÍGIDO	DENSO	INCHADO	EM COLAPSO
OBEDIENTE	DESAFIADOR	INVASIVO	COMPLASCENTE
CONTROLADO	ENVERGONHADO	MANIPULADOR	TRANSIGENTE

FIGURA CENTO E QUINZE. Direção das forças — puxadas para fora da pelve e para longe do chão ou empurradas para dentro da pelve e ancoradas no chão.

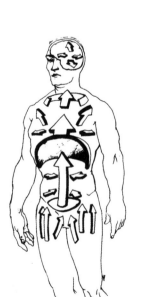 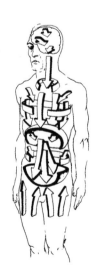 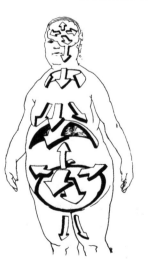 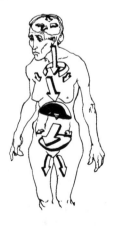

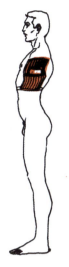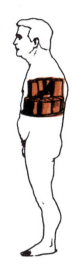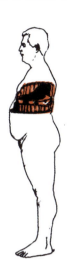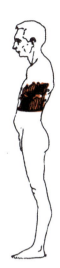

FIGURA CENTO E DEZESSEIS. Dinâmica dos tubos e efeito interno.

Padrões de distresse somático

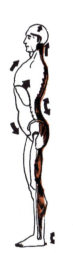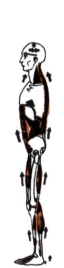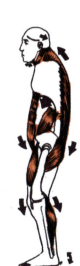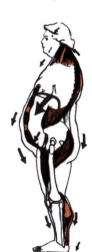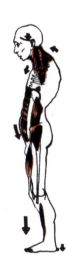

FIGURA CENTO E DEZESSETE. Postura ereta e músculos antigravitacionais.

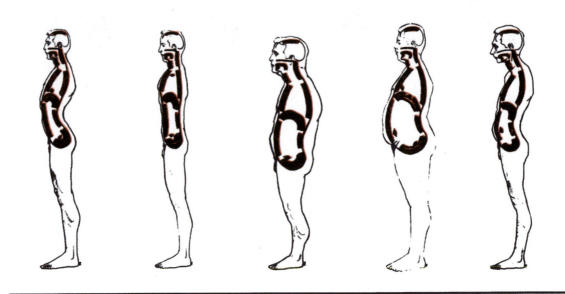

FIGURA CENTO E DEZOITO. Dinâmica das bolsas — puxadas para fora ou empurradas para dentro das bolsas contíguas e seus efeitos sobre a peristalse.

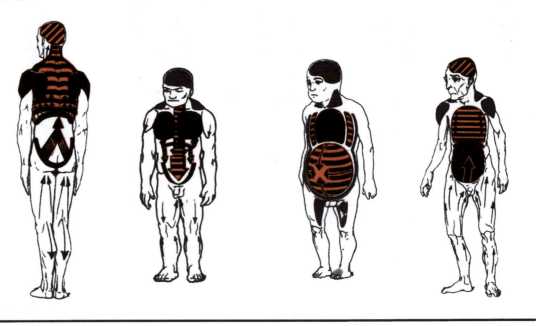

FIGURA CENTO E DEZENOVE. Áreas de alta e baixa excitação, e áreas com excitação em conflito.

cinco

realidade somática

OS SERES HUMANOS são configurações emocionais complexas. Não há forma perfeita, tipo ideal ou estrutura melhor do que outra. As formas vistas ao longo de todo este livro são conseqüências das tentativas humanas de amar e ser amado. Elas representam a satisfação ou traição dos esforços individuais no sentido de ser humano, ter controle, ser cooperativo. A forma também representa o presente imediato, como vemos o mundo e tentamos interagir com ele para obter contato, intimidade e realização.

A história da experiência emocional de um indivíduo pode ser encontrada em seus tubos, camadas e bolsas. Os impulsos que brotam das profundezas pulsáteis e passam através das camadas para atingir a superfície e serem comunicados e satisfeitos. Da mesma forma, os estímulos que vêm do mundo externo passam através das camadas de nossa história pessoal para alcançar nossas profundezas. Traumas emocionais precoces ou recentes podem congelar ou cristalizar uma camada de tubos, mas ela pode se revestir ou ser compensada por uma outra camada de retesamento. Um senso inflado de *self* pode acobertar a mágoa de se sentir pequeno.

A estratificação emocional do organismo pode ser comparada aos anéis de uma árvore, cada um deles revelando uma idade e uma experiência. Por exemplo, rebeldia e orgulho podem encobrir medo e tristeza, os quais, por sua vez, encobrem timidez e ansiedade em relação a um possível abandono. Cada uma dessas configurações é somaticamente estruturada. A camada externa pode ser dura e rígida para encobrir retraimento e contração, os quais ajudam a encobrir a expectativa inflada de uma criança abandonada que tem medo do colapso. Esses exemplos ilustram a complexidade da realidade somática.

Na vida real, a realidade somática combina camadas e segmentos para adquirir lógica emocional para uma pessoa específica. Cada um de nós responde de um modo único às agressões e desafios que temos de enfrentar em diferentes períodos de nossa vida. Nossa estrutura somática é uma colagem, com uma linha de continuidade que dá a cada um de nós nossa marca de diferenciação e individualidade.

Alguns indivíduos são predominantemente rígidos, densos, inchados ou em colapso. Muitos outros são combinações desses tipos, em diferentes camadas, em diferentes bolsas ou como uma cisão entre a parte de cima e a parte de baixo do corpo. As camadas e bolsas, organizadas para resistir às agressões contínuas, podem também ter camadas e bolsas compensatórias. Por exemplo, estruturas *unbound* na superfície podem apresentar compensações *overbound* mais profundas. Uma cabeça superexcitada pode ser uma compensação para uma pelve subexcitada. Vísceras rígidas podem compensar músculos fracos. Assim, os indivíduos podem não se encaixar claramente em uma das quatro categorias, mas suas camadas e bolsas, sim.

Para compreender a forma somática, portanto, é preciso ser capaz de investigar qual é a configuração somática dominante, quais outras combinações podem estar presentes, quais camadas ou bolsas estão envolvidas, como elas afetam a pessoa somática e emocionalmente, e quais visões, percepções e auto-imagens elas evocam.

FIGURA CENTO E VINTE. Realidade somática: as camadas e bolsas de combinações *overbound* e *underbound*.

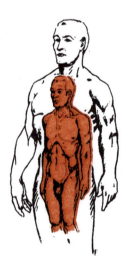

RÍGIDO FORA
DENSO DENTRO

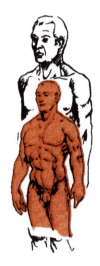

DENSO FORA
RÍGIDO DENTRO

Realidade somática

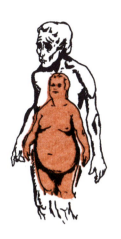

EM COLAPSO FORA
INCHADO DENTRO

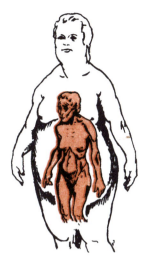

INCHADO FORA
EM COLAPSO DENTRO

DENSO FORA
EM COLAPSO DENTRO

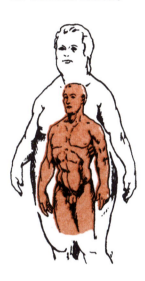

INCHADO FORA
RÍGIDO DENTRO

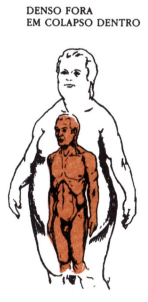

INCHADO FORA
DENSO DENTRO

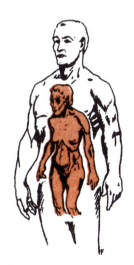

RÍGIDO FORA
EM COLAPSO DENTRO

166

*Anatomia
Emocional*

educação e reorganização somáticas

A estrutura somática reflete as regras de proximidade e distanciamento, ternura e asserção aprendidas na família de origem. Agressões e choques, estresse e distresse são impressos em cada célula, criando uma imagem somática, emocional, psicológica que se entremeia com todos os eventos de vida associados. As agressões perturbam o *continuum* de pulsações peristálticas e organizam estados sólidos (rígido ou denso) ou líquidos (inchado ou em colapso) como estrutura global ou em diferentes camadas e bolsas. Disformidades, falta ou excesso de forma incorporam os sentimentos e as limitações que acompanham a forma. A ação torna-se limitada. Temos medo de perder o controle ou de ter controle. Perdemos flexibilidade e capacidade de auto-administração. Perde-se o intercâmbio dos vários papéis que estabelecem a força do ego. A educação e a reorganização somáticas, portanto, se referem a todas essas dimensões — pulsação, estrutura, pensamento, sentimento, vínculos entre cabeça e coração, soma e alma.

Este capítulo estabelece algumas das dimensões básicas da educação somática ou processo formativo. Este se refere aos critérios da estrutura somática que o indivíduo usa para se auto-administrar. Ao mesmo tempo, este capítulo fornece pistas para aqueles cuja profissão é ajudar os outros. Embora este livro não seja primordialmente orientado para a cura, apresenta um modo genérico de encarar os arquétipos somáticos de cada personalidade.

A capacidade para transformar a pulsação em peristalse, e a peristalse em bombeamento, está na base de um saudável funcionamento físico, emocional, mental, sexual e interpessoal. Essa capacidade fornece a linguagem emocional básica dos sentimentos, a partir dos quais se desenvolvem o movimento e a expressão. O distresse cria contrações ou fraquezas que distorcem a pulsação. A educação somática leva as pessoas a entrarem em contato mais profundo com os fundamentos vivos da existência, as ondas pulsáteis que geram excitação, sentimento, pensamento e ação.

Embora haja muitas técnicas somáticas, nem todas são apropriadas para um dado indivíduo. Movimentos mecânicos e catárticos, técnicas de estimulação da respiração, exercícios de excitação gerais, conscientização sensorial, reeducação postural e repadronização de habilidades motoras, movimentos de dança, psicodrama e exercícios de *grounding* devem ser considerados em termos das diferenças individuais de estrutura. Relaxamento muscular não cria sensibilidade emocional em estruturas rígidas. Abordagens respiratórias ou exercícios catárticos não ajudam os tipos *unbound* inchados. Reeducar a postura de uma pessoa em colapso não desenvolve sua motilidade interna. Cada estrutura precisa de uma abordagem única. Miséria emocional é o que acontece a muitas pessoas quando tentam se tornar o ideal somático de uma outra pessoa.

As categorias rígido, denso, inchado e em colapso não indicam uma psicopatologia, desordem mental ou doença física. Também não constituem uma tipologia simplificada dentro da qual se pode encaixar todas as pessoas. O que elas representam é a realidade somática — a interação entre o dado genético e uma história emocional pessoal, que se reflete em nossa forma e em nosso modo de pensar, sentir e agir.

FIGURA CENTO E VINTE E UM. A estrutura rígida.

As estruturas rígidas se desenvolvem em famílias que inibem a pulsação e o sentimento. Elas forçam a criança a lutar por aquilo que deseja, exigem que ela seja agressiva e punem demonstrações de ternura. O resultado é que a agressão domina a ternura. Quando a estrutura rígida consegue amolecer, desce em direção ao chão e à pelve. Podem emergir sentimentos de tristeza, anseio e choro. A ternura pode então ser contrabalançada com a asserção.

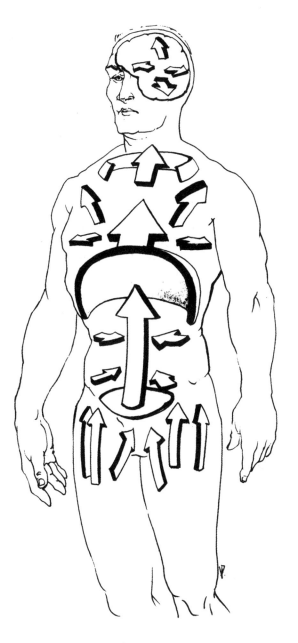

Na estrutura rígida, a investida excitatória ascendente envolve um conflito de forças. Ao mesmo tempo que o rígido acumula energia potencial para assustar e manter os outros afastados, ele também perde *grounding* e se desequilibra. Os órgãos internos puxam para cima e para trás. A pressão, como indicam as setas, deveria ser revertida. Os principais pontos de constrição estão em torno da clavícula e da área púbica, bem como nas costelas inferiores e no diafragma.

A bolsa inferior comprime, enquanto a superior incha e infla. À medida que o peito puxa para cima e para trás, cria pressão na garganta, o que resulta na sensação de estar fechado ou engasgado. O anel muscular pélvico se estreita e resulta numa outra saída em constrição.

A parte inferior do corpo tem que se unir novamente ao topo. Para restaurar a integridade das bolsas, a parede muscular deve aprender a inchar e se alongar. À medida que a pressão interna diminui, a motilidade horizontal, vertical e circular aumentam. As profundas contrações do pescoço, cabeça e coluna lombar precisam se alongar e encompridar.

Um dos objetivos é manter a excitação da estrutura rígida disciplinada, em vez de permitir que atue explosivamente. Trabalhar a bacia pélvica, o psoas, a parte inferior da caixa torácica, os músculos lombar e abdominal ajuda a reverter o curso da excitação e a fazê-la correr para baixo, restabelecendo um estado visceral-abdominal. Isso faz com que se revertam tanto a direção ascendente da excitação quanto o excessivo estreitamento das bolsas inferiores.

FIGURA CENTO E VINTE E DOIS. A estrutura densa.

As estruturas densas vêm de famílias que esmagam a pulsação com promessas e traições, humilhação e dúvida. Elas querem que a criança seja um escravo, que não obtenha sua independência. A ternura domina a asserção, extinguindo-a.

Para a estrutura densa, a restauração da pulsação é essencial. Quando a pessoa consegue se alongar e reverter sua compactação, ela pode restaurar a integridade e a separação das bolsas e diminuir a pressão interna.

Alongamento é o ponto-chave: esticar as pernas, alongar o tronco, separar a compactação do peito em relação à pelve, e hiperestender a coluna. Esse processo de alongar o reflexo de encurtamento ou de contração fortalece a função natural de alongamento-contração. O revestimento muscular funciona então como uma onda, em vez de funcionar como uma cãibra. Quando a área de superfície aumenta, o pescoço e a cabeça se alongam e se separam. Quando a pressão sobre a parede externa é liberada, a excitação vem para a superfície e alonga o organismo.

O tubo denso precisa pulsar, a cabeça e o pescoço precisam conectar e o pescoço alongar-se em relação ao tronco, de tal maneira que os fogos internos possam atingir a superfície. Com as estruturas densas, é importante incentivar a asserção, vincular a expansão à autoconfiança e vincular a asserção ao prazer. A pulsação supera o acúmulo de pressão e gera sentimentos que podem ter sido reprimidos.

FIGURA CENTO E VINTE E TRÊS. A estrutura inchada.

As estruturas inchadas se desenvolvem em famílias que são excitáveis, sedutoras e manipuladoras. A ênfase está na intimidade e na fusão. As estruturas inchadas podem aprender a guardar distância e estabelecer limites, comprimindo e fortalecendo a parede abdominal, inflando o peito e separando-o do abdômen, e criando uma pressão interna para restaurar um fluxo e refluxo. Como mostram as setas, a pessoa inchada derrama-se para fora, em vez de se conter. Esse extravasamento difere da erupção do tipo rígido ou da implosão do denso. A estrutura inchada, diferentemente da rígida ou densa, não consegue suportar pressão de fora para dentro, nem de dentro para fora. A pressão cria deflação.

A motilidade e a pressão verticais são restabelecidas com a aprendizagem da inibição e reversão da excitação externa que havia congelado na superfície. À medida que a bolsa do peito se expande, as ondas longitudinais de pulsação superam a pressão lateral. É essencial para as estruturas inchadas aprender a compressão.

A motilidade interna é aprendida à medida que a superfície se contrai e, ao mesmo tempo, a tensão da cabeça se libera. Enquanto essa estrutura esvazia, ela retrocede para um tamanho adequado, reconstruindo um *self* deflacionado, mas não em colapso. À medida que se reconstroem os limites, há um aumento de sentimento e excitação. Para o tipo inchado, a contenção, o encolhimento e a construção de espaços internos dão o sentido de uma vida interior.

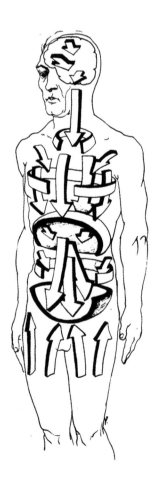

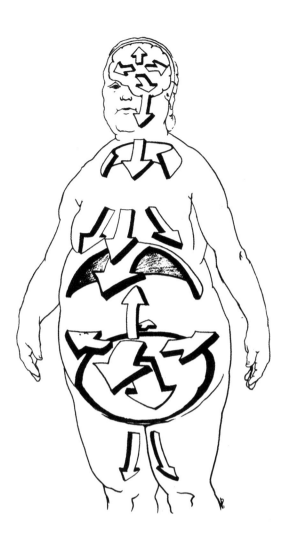

123   A ESTRUTURA INCHADA

FIGURA CENTO E VINTE E QUATRO. A estrutura em colapso.

Famílias que abandonam, mostram indiferença ou desprezam os filhos, freqüentemente, produzem estruturas em colapso. Essas estruturas não se preenchem, nem se completam, e buscam substância e o despertar de seus fogos de excitação.

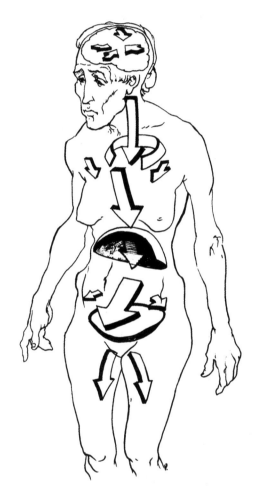

124   A ESTRUTURA EM COLAPSO

Para aumentar a peristalse vertical, a motilidade e a excitação, as estruturas em colapso precisam sentir seus ossos, estimular a pulsação em seus órgãos internos e inflar as bolsas internas. À medida que a motilidade aumenta e a pressão interna se acumula, inicia-se um fluxo de excitação. Pressão é o ponto-chave para a motilidade em todos os tubos. Inspirar, forçar a respiração, agir, enfrentar desafios, tornar-se firme — tudo isso é necessário. A cabeça se ergue, elevando o peito, e a excitação do tecido ósseo pede um enrijecimento muscular em resposta à gravidade.

Nas estruturas em colapso, a tensão da parede muscular permanece imperturbada até que a vitalidade interna das pulsações dos órgãos e a oxigenação possam atuar como força interna para trazer à tona ou inflar a pessoa. O indivíduo precisa de uma carga interna que requer uma reorganização muscular externa. Se isso se faz acompanhar por sensações de movimento e aquisição de estrutura, ele pode começar a se alongar, puxar-se para cima, e adquirir impulsos que busquem o apoio dos músculos ou dos ossos.

Um aumento na respiração e nos movimentos rítmicos provoca excitação, uma inundação de sensações e pulsações peristálticas. Isso resulta em crescimento interno, estímulo dos tubos oral e respiratório, e um preenchimento global. O peso será levantado pelos ombros e, assim, pode haver inspiração mais plena. A estrutura se preenche. A esperança retorna.

Assim, a reorganização difere para as estruturas *overbound* e *underbound*. As estruturas rígida e densa são poderosamente expansivas ou profundamente contraídas para sufocar o medo ou evitar a perda de controle. À medida que os níveis mais profundos são desestruturados, as portas se abrem para os mananciais do desejo e do sentimento. Por outro lado, os tipos em colapso e inchado precisam se reestruturar e não desestruturar. Limites têm que ser estabelecidas e definida a separação das bolsas. A restauração da função pulsátil, de sanfona, difere conforme a estrutura. No caso *overbound*, a desorganização das camadas de contração não resulta em colapso. Mas no *underbound*, uma remoção abrupta das contrações traz o risco da desorganização e de problemas graves.

Nas estruturas que constituem uma mistura de *overbound* e *underbound*, as ações corretivas indicadas para o rígido, denso, inchado e em colapso aplicam-se às camadas separadamente ou às bolsas individuais.

A educação e a reorganização somáticas requerem um diálogo entre os compartimentos e camadas, para que a pulsação tenha uma continuidade que estabeleça uma comunicação entre o interior e o exterior, do tronco cerebral para o tálamo e daí para o córtex, da excitação e do sentimento para a compreensão e a ação. O contato com *self*, a verdadeira experiência do próprio *self* é o primeiro passo. Depois, é preciso trazer para o primeiro plano os estados básicos de pulsação, seus sentimentos e expressão, que restauram a fé em si mesmo. Mas, mais importante: é preciso desorganizar e reestruturar os reflexos pulsáteis de expansão e contração, juntamente com os componentes emocionais de prazer, raiva, tristeza e choro, preenchimento e esvaziamento. A máxima satisfação não está na perpetuação de um conjunto de ações e sentimentos fixos, mas na capacidade para ser firme, retrair, inchar, ceder e recuar como respostas alternativas apropriada às exigências da vida diária.

seis

interações somáticas

A ESTRUTURA ANATÔMICA é o arquétipo básico do pensamento e da experiência. Anatomia é relacionamento interno. Órgãos relacionam-se com outros órgãos, camadas de tecido especializado estão em relação com outras camadas, superfícies estão em contato com outras superfícies. Relações anatômicas são também relações emocionais. Órgãos pulsantes geram sentimentos bons, sensação de bem-estar, prazer. Tecidos contraídos, espásticos, intumescidos ou frágeis causam dor, desconforto, sentimentos desagradáveis em relação ao próprio *self* ou parte dele. Anatomia e sentimento são também relações comportamentais. Qualquer ruptura na organização anatômica ou emocional resulta num colapso equivalente do comportamento.

A anatomia é o alicerce das relações humanas. O que acontece dentro de nós, aquelas conexões que mantêm a estrutura da pessoa, eventualmente também acontece fora. A pulsação, sua conformação, é a pedra angular do processo orgânico e das formas intrapessoal e interpessoal. Os relacionamentos humanos são interações somáticas de pulsação emocional e forma comportamental — dentro e fora de nós.

Nós nos relacionamos com os outros por intermédio das formas que construímos. Se nos tornamos rígidos, densos ou inflexíveis, podemos nos descobrir rancorosa ou medrosamente retraídos. Somos incapazes de nos abrir ou empatizar com os outros. Se negamos nossos sentimentos e necessidades ou ocultamos nossos desejos, podemos buscar pessoas que também ajam apenas por frustração ou que tenham pouco interesse por suas vidas. Frustração e resignação tornam-se um estado de espírito organísmico e nossa auto-referência.

O que acontece fora, é claro, também afeta o que se passa dentro. Se somos desprezados ou alienados pela sociedade, podemos nos encolher desesperados e nos sentir desprezíveis. Podemos também nos tornar duros de orgulho e indignação ou nos sentirmos superiores aos nossos oponentes, mesmo que a rigidez sirva para encobrir nossas mágoas. O inverso também é verdade. À medida que desestruturamos internamente nossa rigidez e permitimos que nossa pulsação interna se torne novamente peristáltica, nos abrimos para o engajamento com os outros. Isso melhora a auto-imagem e cria sentimentos bons como base da excitação. Se as pessoas nos aceitam e valorizam nossas contribuições, nos juntamos a elas e desorganizamos o orgulho que cria distância. A aceitação do outro nos enriquece, cria esperança e sentimentos de um futuro.

As experiências emocionais da vida criam forma e formato. A forma dá às emoções, pensamentos e sentimentos um escoadouro para sua expressão e satisfação ou, inversamente, para a inibição e a dor. Com nossa forma, interagimos com o mundo e criamos relacionamentos. À medida que nos abrimos para o contato com os outros, amor, intimidade e cooperação, podemos criar relacionamentos para reforçar ou compensar nossa forma individual.

FIGURA CENTO E VINTE E CINCO. Interações somáticas. Os relacionamentos humanos são um processo emocional dinâmico, que sustenta e expressa a morfologia.

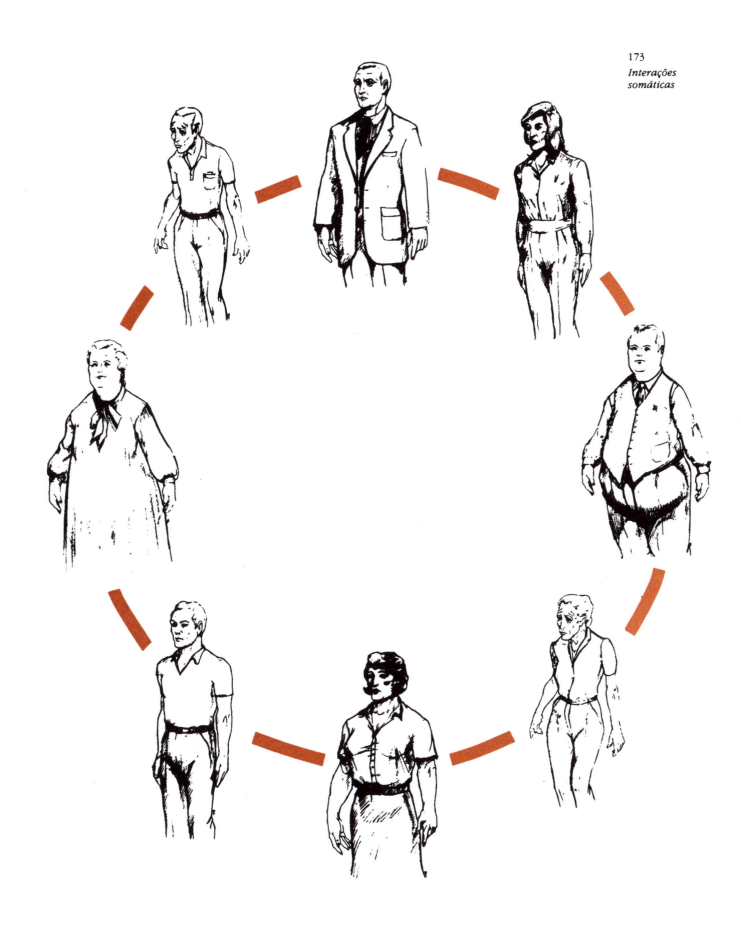

acasalamento

Cada um de nós se defronta com um outro. Esse outro interage conosco, responde às nossas ações e, por sua vez, provoca respostas em nós. Nossa humanidade básica depende desse sentimento de ligação. Um vínculo se estabelece através de um sistema de poderosas conexões — superfícies corporais, linguagem, olhos, sentimentos, intimidade emocional, amor e sexualidade.

O amor e a intimidade são os mananciais do empenho humano. Nós nos tocamos a partir dos poços do desejo e dos labirintos da memória dos primeiros cuidados — sucesso ou fracasso no amar e ser amado. Profundidade, interioridade e união dão início a um vínculo que derrete as camadas de cautela e medo, as bravatas e os anseios, quando compartilhamos nossa verdade somática.

FIGURA CENTO E VINTE E SEIS. O acasalamento: camadas do vínculo emocional.

O contato com o outro é mais do que superfície com superfície, é também interior com interior. O contato é estratificado, das superfícies de comunicação da camada externa de pele à segunda camada de gesto e ação, até a terceira camada, de motilidade visceral. Contato, vulnerabilidade e intimidade envolvem interações entre superfícies e profundezas.

A camada externa refere-se à forma pela qual somos reconhecidos e os papéis sociais que desempenhamos. As camadas internas contêm declarações instintivas, de desejo, necessidade e fome, que emanam da camada mais profunda do *self* visceral. Em outra camada, essas posturas são declarações emocionais de suavidade e firmeza, receptividade e distância, colapso e rigidez.

O amor e a intimidade mudam a expressão emocional, permitindo experiências que fazem cair as defesas. Isso nos permite sentir o sabor, ainda que breve, da satisfação terna. Ao longo do tempo, à medida que o amor e a intimidade continuam e se desenvolvem, criam-se formas apropriadas. À medida que a pulsação se torna mais rítmica e nos compele calorosamente, organiza-se uma comunhão. Das profundezas, camada por camada, emergem novas formas somáticas.

anatomia emocional

Viver a verdade somático-emocional significa contatar uma imagem interna que nasce das profundezas somáticas, da herança pulsátil básica que dá origem a ciclos de ação, pensamento e sentimento. Conhecer somaticamente a si mesmo não é apenas consciência muscular, emocional, bioquímica, sensorial, mas também organização da excitação representada nas ondas peristálticas visíveis e invisíveis de nossos seres vivos.

Examine novamente as figuras deste livro. Elas não mostram corpos, no sentido usual da palavra. Elas representam a anatomia emocional, um processo dinâmico de formas vivas e conformações individuais que somos nós, universal e pessoalmente, o processo da vida em uma existência externa e interna, pública e privada. É isso que significam saúde e integridade, estresse e doença, transições e crises, conflitos e resolução, amor e preenchimento — seres humanos organizando uma existência.

Anatomia é destino enquanto processo somático. Precisamos aprender a repensar a anatomia como mais do que um simples materialismo estático, ilustrações de mortos, abstrações sob a forma de fórmulas fisiológicas, idéias a respeito da natureza, em vez da natureza em si mesma. A anatomia, na verdade, diz respeito a um processo vivo e dinâmico, um mistério, uma iniciação, a forma da experiência que dá origem ao sentimento, ao pensamento e à ação. Refere-se a nós, como formas de sentir. Refere-se à história genética, embriológica e pessoal. Refere-se às agressões que recebemos em nossas famílias e em sociedade e ao que fizemos para preservar nossa própria integridade sob coação. A anatomia, na verdade, refere-se à forma que nos foi dada pela natureza, às que tivemos que criar como partes de uma sociedade ou família específicas, e à que estamos moldando neste momento. Conhecer a anatomia emocional é experimentar as dores do desejo e da decepção, os conflitos do contato e a luta pela satisfação, o sabor da intimidade e da individualidade, o conhecimento do amor condicional e incondicional.

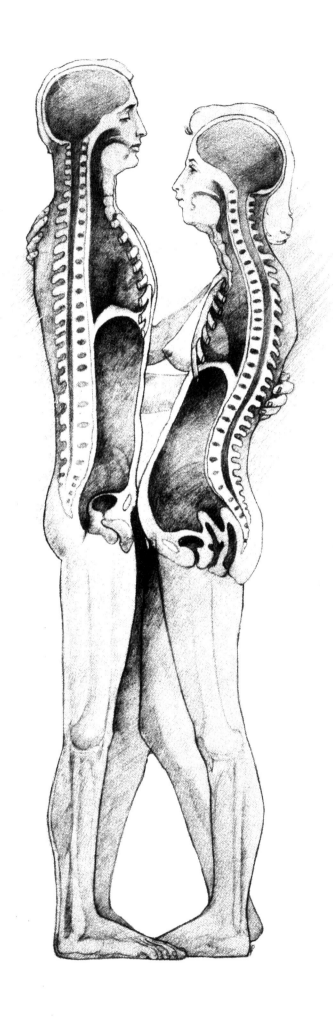

*Outros livros de Stanley Keleman
publicados pela Summus Editorial*

Amor e vínculos

O corpo diz sua mente

Corporificando a experiência

Mito e corpo

Padrões de distresse

Realidade somática

Viver o seu morrer

centro de estudos energéticos

O Centro de Estudos Energéticos, sob a direção de Stanley Keleman, procura estruturar uma abordagem moderna e contemplativa ao autoconhecimento e vida, na qual o processo subjetivo dê origem a um conjunto de valores que, então, guie o todo da vida. Os valores atuais estão se divorciando progressivamente de nossos processos mais profundos, e a experiência corporal tem sido mal compreendida e relegada a um segundo plano.

A realidade somática é uma realidade emocional mais ampla do que os padrões genéticos inatos de comportamento. A realidade emocional e a base biológica são uma coisa só e não podem ser separadas ou distinguidas. A base biológica também significa gênero, são respostas masculinas e femininas inatas à vida humana, a identidade sexual com a qual nascemos. A realidade somática é o próprio centro da existência, a fonte de nossos sentimentos religiosos mais profundos e de nossas percepções psicológicas.

As aulas e os programas do Centro oferecem uma prática psicofísica que emprega as maneiras básicas pelas quais as pessoas aprendem. O ponto-chave é *como* usamos a nós mesmos — aprendendo a linguagem de como as vísceras e o cérebro utilizam os músculos para criar comportamentos. Essas aulas ensinam o aspecto somático essencial de todos os papéis que desempenhamos e dramatizam as possibilidades de ação para aprofundar o sentido de conexão que estabelecemos com os muitos mundos dos quais participamos.